Накшатрамала
«По Следам...»

New York, «Shikhman Publishing», 2018
Second edition.

Эта книга поможет вам в вашей ежедневной духовной практике.
Начиная с самых азов, мы постепенно углубляем свои знания, силу и осознанность. Постоянные занятия взращивают более глубокое понимание и знание себя, своего тела, энергий, ума. Необходимо научиться жить полноценной жизнью и стараться реализовать весь свой потенциал, данный нам с рождения. Йога комплекс разработан для начинающих практикующих, а также людей с разными проблемами, например, такими как боли в спине, грыжи, давление и т.д. Если постепенно и ежедневно уделять этому комплексу внимание, то все боли уйдут, мышцы станут эластичными, а тело крепким и здоровым!
Данной книгой я обращаюсь к тем, кто чувствует в себе открывающийся огромный творческий потенциал своей божественности и глубокой силы, заложенной природой!

ISBN:9781722309411

Cover design & layout: Natalia Marinchik
Illustrations: Alexey Voronov

Printed in the United States of America

Накшатрамала

ПО СЛЕДАМ

...

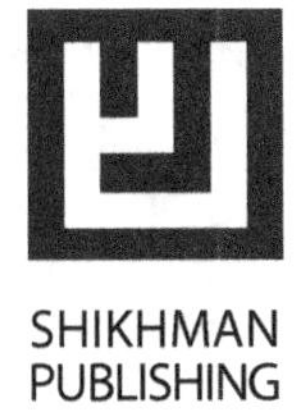

SHIKHMAN
PUBLISHING

New York, 2018

СОДЕРЖАНИЕ

Книга I.
ПО СЛЕДАМ СИЛЫ.
ХАТХА ЙОГА

В первую очередь, выражаю свою бесконечную Благодарность, дорогому коренному Гуруджи, Свами Вишнудевананде Гири.

Вдохновившим меня соратникам: Лакшманье, Ананд Акашу.

За важные подсказки и направление – монаху Раманатхе, монахине Трайлокадеви и конечно всем своим Учителям!

Учителю Свами Шивананде, Свами Вишнудевананде, учителю Прему Садашивананде, Свами Парамананде, Шринивасану, Лакшите, учителю Шиве и мн. мн. др., кто дарил Свет Знания и повлиял на мою жизнь, даровав видение и осознание Пути Познания, своего Высшего Я и Великой Любви!

«*Моё почтение Абсолюту, Шиве, святому авадхуте Даттатрейе, Шри Шанкарачарье, махасиддху Па-амбати, махасиддху Брахмананде, коренному Гуру Свами Вишнудева-нанде Гири, и всем святым линии передачи, указывающим нам Путь Освобождения*»

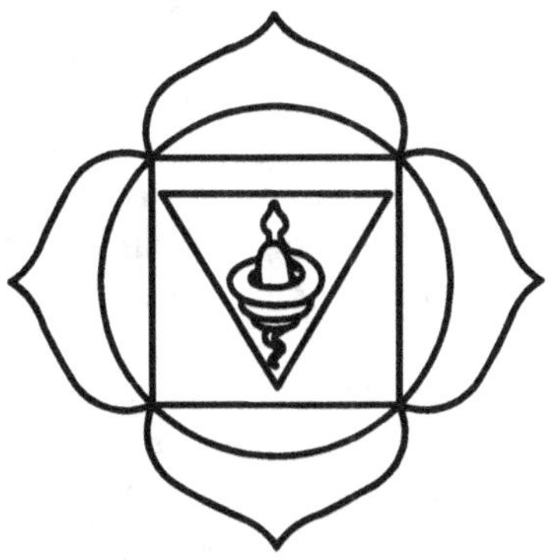

ПО СЛЕДАМ СИЛЫ

ХАТХА ЙОГА

ВВЕДЕНИЕ

Постоянно изменяя склонности своего тела, чувств и ума, воистину он (йог) становится удивительным существом...

— *«Йога Садхана Хридайя Сутра»*
(2.55)

Целью этой книги является направить и вдохновить людей, которые может на какой-то период времени потеряли веру в свои силы и испытывают недомогания, растерянность, боль или возрастные изменения.

В прошлом я была профессиональной балериной и хореографом. Закончила, Московское Академическое Хореографическое Училище (МАХУ) при Большом театре. Пережив многочисленные страдания в связи с этой профессией, получив огромный опыт работы с телом на протяжении долгих лет, хочу поделиться своим опытом. Всё преодолимо!

Есть определенные критические точки в каждой жизни, где мы задумываемся о своём положении и состоянии. Так случилось и со мной. Настал момент, когда необходимо было срочно что-то менять..., но что? Этот вопрос я задавала себе тысячу раз, пока не услышала о такой замечательной науке – йоге.

Первое что пришло в голову, это физические упражнения, которые способствуют похудению, растяжке и укреплению здоровья. Придя на первое занятие, была неприятно поражена тому, что все мои предыдущие заслуги танцовщицы улетучились, как не бывало. Тело болело и хрустело. Ноги выворачивались по балетной привычке в разные стороны, мышцы одеревенели и не поддавались. Ум скакал как обезьяна и не умолкал не на минуту, ведя сам с собой внутренний диалог! Так прошёл месяц. Я не отступала, ежедневно трудилась в классе и дома, анализируя и учась всему заново! Начала изучать духовную литературу.

Основным осознанием явилось то, что легкость, сконцентрированность в течении всего дня и радость жизни, приносят мне – постоянство в практике, освоение дыхания и управление своей жизненной энергией (**праной**).

Самым трудным на начальном этапе было дыхание! Заставить себя дышать по полчаса в день мне казалось геройством. А помехой всегда становился ум, за которым обычно я следовала, но не на этот раз!

Врачи обнаружили в моем теле болезнь, от которой я дала себе слово избавиться самостоятельно, так что особого выбора у меня не было, либо пан, либо пропал! Так началось необыкновенное путешествие в глубины самой себя.

Хочу сразу отметить, что физические упражнения сами по себе, дают определенный стимул и разгоняют кровь и застои в теле, но! Без глубокого понимания и осознания того, как происходит движение и перемещение жизненной энергии, углубленное дыхание и управление своим умом и эмоциями, все эти действия с телом ненадежны, скоротечны и по большому счёту бессмысленны!

В первую очередь я научилась расслабляться. Это очень важный и необходимый этап практики. Затем нужно научиться работать с болью, которая естественным образом возникает, когда мы трудимся (а скорей всего играем) со своим телом. Третий момент – концентрация на дыхании! Научиться правильно и глубоко дышать – панацея от многих проблем любого характера.

Разница с тем, какой я была до встречи с Великой практикой йоги и после – просто колоссальна! Что я осознала, так это то, что для счастливой, здоровой и успешной жизни нет никаких преград кроме лени, упрямого ума и неверия в свои силы.

О жаждущий освобождения, каждый миг обычной жизни ты можешь превратить в духовную практику, – так говорится в *Йога Садхана Хридайя Сутре*.

А ведь мы хотим освободить себя от ограничений, болезней, невежества и страданий!

Хочется обязательно отметить и то, что очень здорово процессу трансформации помогает вегетарианство. Сколько появляется энергии, легкости, гибкости! Ведь на процесс переваривания тяжёлой, жирной пищи уходит огромное количество наших внутренних ресурсов. Каждый день мы делаем выбор – что есть, что одеть, что читать, что смотреть... Так пусть этот выбор идёт нам на пользу, а не во вред.

Ещё хотелось бы напомнить о позитивном мышлении и медитации. Время утекает. Годы, месяцы, дни, часы и минуты, – жизнь бежит очень быстро не оставляя нам шанса на то, что юность и молодость вернутся. Но в любом возрасте и в любой ситуации можно взглянуть на все и осознать мудрость и правильность момента. Что сегодня нам говорит наша жизнь о нас самих? Каждый день абсолютно чист как белый лист, и только мы сами раскрашиваем этот лист красками ума, действий и слов. Так пусть на полотне нашей жизни всегда светит солнце разума, распускаются цветы правильных и красивых действий, приносящих радость и развитие как нам самим, так и нашему окружению, а птица речи поёт чистые песни. Многое в наших руках. Всё зависит от нас самих. Какими глазами мы смотрим на жизнь, на свое окружение, какие акценты расставляем?

Так давайте находить больше позитива от того положения, в котором находимся, от настоящего момента нашей жизни.

Медитация также поможет успокоиться и убрать негативные тенденции. Важность медитации заключается в том, что мы извлекаем большое количество энергии из своего сознания!

Использовать позитивное мышление и медитацию полезно также и при занятиях йогой. В то время, когда мы занимаемся практикой, лучше направлять своё сознание на расслабление и ощущение пустотности в своём теле и уме.

Важным моментом для создания этой книги, также явилось и то, что на ретриты (на которых я бываю достаточно часто), приезжают люди совершенно разной подготовки, и для многих ежедневные занятия по **хатха-йоге**, медитации и сохранение молчания в течении долгого времени (**мауна**), становятся проблематичными по многим причинам.

Данный асана комплекс, представленный здесь, поможет лучше понять своё тело, сконцентрировать рассеянное внимание и улучшить работу всего организма в целом. В книге представлен подготовительный комплекс асан (физических и энергетических упражнений), которые помогут вам задействовать внутренние механизмы физического и тонкого тел (**стхула шарира** и **сукшма шарира**). Возраст, болезнь или недомогание, не являются препятствием для регулярной практики. Также не имеют значения профессия, религиозная принадлежность или род занятий. Йога является многогранным подходом к жизни. Это не только работа с физическим телом, но также и концентрация внимания, усмирение ума, увеличение энергетического баланса, привлечение радости и успеха в свою жизнь. Йога – это качественное изменение жизни на всех уровнях. Великое Искусство в действии. Искусство Творца по преображению самого себя. Ежедневная и регулярная практика открывает новые горизонты, новое отношение к миру, природе, ситуациям, к человеку и собственному здоровью. Расширяется сознание, очищается и углубляется интеллект.

Внутренний баланс играет огромную роль в течении всего периода нашей жизни. Лучшее что мы можем сделать в восстановлении такого баланса – заняться преображением самих себя, приняв волевое решение жить божественной жизнью в гармонии с собой и природой.

Иногда наступает период, когда тело и ум начинают сопротивляться. Ведь на начальных этапах практики не существует памяти тела и ума к подобным трансформациям. Это состояние необходимо преодолеть не насилием над собой, а осознанностью и пониманием цели **садханы** (практики). Для этого следует больше уделять времени медитации. Этот неблагоприятный период обязательно закончится, и мы с новыми силами и энтузиазмом продолжим занятия. Вера в свои силы, регулярность и осознанность играют наиважнейшую роль.

Сегодняшнее время осложнено тем, что йога превратилась во многом в коммерческую деятельность. А ведь основой йоги является её источник – традиции, корни, преемственность, линии передачи. Людям трудно разобраться во всем многообразии представленных школ и их деятельности. Освещая систему, которая пришла из глубокой древности, а также имеет линию передачи просветленных Мастеров Высокого Учения, ежедневно практикуя, мы вносим огромный вклад в продолжение существования этой замечательной системы и достигаем эволюционного прогресса на всех этапах развития.

Начиная с самого первого шага в йоге, мы получаем доступ к энергетическому телу и учимся добывать, сохранять и преобразовывать жизненную энергию (**прану**) из более грубой её ипостаси, в тонкую энергию **теджаса** (света –

сознания). Важно понять, что йога – это не гимнастика, не фитнес и не пилатес. Через эту великую науку мы, в первую очередь, вступаем во взаимодействие с энергией и разумом.

Будучи ученицей непревзойдённого Мастера, Великого Учителя, моего коренного Гуру – **Свами Вишнудевананда Гири**, и сама, имея опыт обучения людей (я являюсь профессиональным, дипломированным инструктором йоги) осознаёшь, насколько меняется жизнь каждого человека, его мышление и способ выражения себя в мире при регулярных и одухотворенных занятиях.

Будьте здоровы, счастливы и открыты! Желаю вам радостного и успешного продвижения на духовном пути!

Целью всех йогических **садхан** (практик) является обнаружение и переживание универсального вселенского духа внутри себя – так говорится в древнем манускрипте «*Хатха-Йога Прадипика*».

Дерзайте! У вас все получится!
Ом Ом Ом

Накшатрамала

ГЛАВА 1

Предварительная релаксация. Шавасана

Те, кто владеет искусством релаксации, могут сохранять и накапливать свою физическую и психическую энергии, чтобы затем ее эффективно использовать.

— Свами Шивананда,
«Домашняя йога» (3)

Всегда начинаем практику с хорошей и правильной релаксации (**Шавасаны**).

Она короткая, но позволяет телу и уму настроится на занятие, сконцентрироваться на энергии, растворить мешающие мысли.

1) Удобно лечь, ноги и руки раскинуть под углом не менее 45 градусов.

Голова, шея, все тело лежат плоско на полу. Глаза закрыты, рот чуть приоткрыт, челюсть расслаблена.

Дыхание через нос, глубокое и спокойное.

Следим за тем, чтобы не уснуть. Сознание алертно, тело свободно и глубоко расслабленно (рис.1-1).

2) Направить сознание непосредственно в ощущения тела.

Чувствуем – ноги, руки, внутренние органы, спину, грудь, шею и голову. Почувствовать свои кости, весь скелет. Пройтись сознанием по всем мышцам и сухожилиям. Осознать каждый атом, клетку тела. Начать дышать как бы каждой порой на коже.

Ощутить всё тело целиком.

3) Затем перейти к солнечному сплетению и полностью расслабив его, дышать животом. Следить, как на вдохе живот поднимается и расширяется, а на выдохе сокращается.

Так мы находимся в расслабленном состоянии около 3-5 мин, одновременно подготавливая тело и сознание к практике **хатха-йоги.**

4) Медленно начинаем чувствовать свои конечности (кисти рук, стопы) и вращаем их, осознавая, как энергия наполняет тело силой.

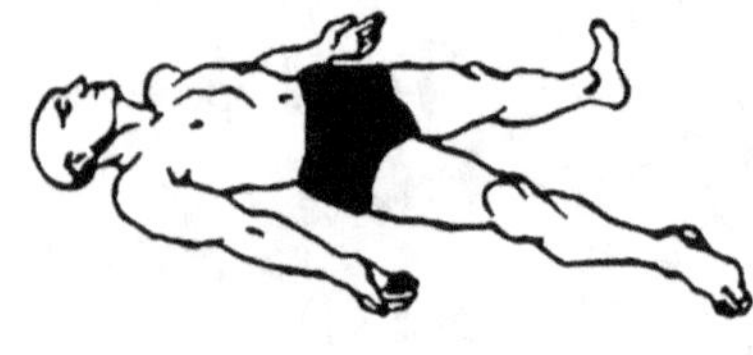

рис. 1-1

5) Соединяем руки над головой в замок. Локти хорошо выпрямлены. Ноги и стопы соединены вместе. Начинаем вытягивать позвоночник, растягивая руки и ноги в противоположные стороны, держа тело прямо. Так потягиваемся несколько сек. Затем, руки тянем сначала в одну, потом в другую стороны. Ноги, тело – ровные, прямые. Желательно, такое потягивание делать каждый раз после **Шавасаны**, перед началом нового цикла, для восстановления энергетического баланса.

6) Кладем согнутые колени на грудь, поддерживая их обеими руками в замке, и качаемся из стороны в сторону. На вдохе вправо, на выдохе влево.

Так раскачиваемся около 3-6 раз.

7) Поднимаем тело и садимся в позу согнутых ног, начиная практику пранаямы.

ГЛАВА 2

Начало практики. Дыхание Капалабхати

Пранаяму следует выполнять ежедневно в саттвическом состоянии ума, чтобы загрязнения выводились из сушумна нади, и чтобы имело место очищение.

— Сватмарама,
«Хатха-йога Прадипика» (2.6)

В самом начале комплекса асан очень хорошо сделать очистительное **дыхание-крийю**, – **Капалабхати**.

Капалабхати переводится с санскрита как «светящийся череп». Это **дыхание–крийя**, которое осветляет ум, очищает всю дыхательную систему и хорошо стимулирует внутренние органы.

1) Сесть в любую удобную асану (позицию) скрещенных ног, с вытянутым вверх позвоночником (**падмасана** (рис. 2-1), **сиддхасана** (рис.2-2), **сукхасана** (рис. 2-3).

Кисти рук положить на колени. Голова прямо. Глаза закрыты.

Делаем три спокойных и глубоких вдоха – выдоха (йоговское дыхание животом).

2) На четвертом вдохе, на две секы задержать дыхание и начи-

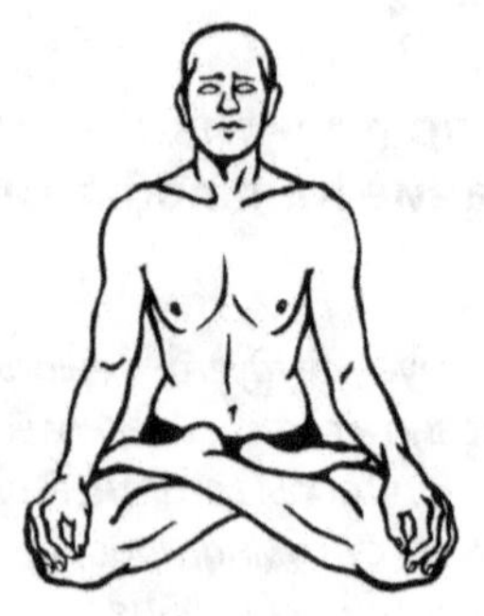

рис. 2-1

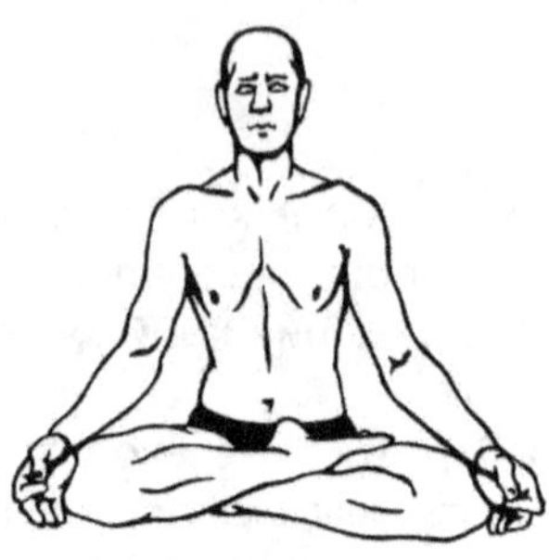

рис. 2-2

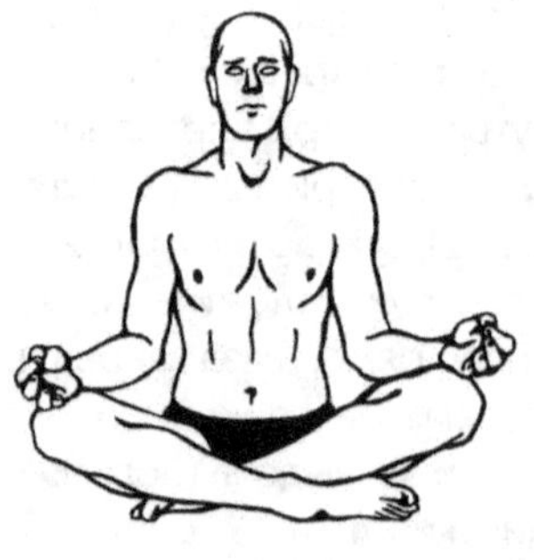

рис. 2-3

нать резкий выдох низом живота. Для начинающих достаточно сделать от 40-60 таких коротких и резких выдохов – вдохов. При этом внимание в основном уделяем выдоху. Вдох происходит естественно и самопроизвольно.

Необходимо проделать три таких цикла.

3). На первом цикле – 40 вдохов – выдохов. После последнего выдоха делается глубокий вдох и задерживается дыхание в легких на одну минуту. Затем выдох и подготовка ко второму сету.

4). Второй раунд – 50 вдохов – выдохов! Затем снова глубокий вдох и задержка дыхания уже на 1мин. 30 сек.

5). Третий раунд – 60 вдохов – выдохов, и задержка дыхания желательно до 2 мин.

Затем делаются глубокие, полные вдохи и выдохи. Напоминаем, что между циклами можно сделать два – три глубоких дыхания.

После завершения **Капалабхати** нужно лечь в **Шавасану** и хорошо расслабить тело перед комплексом асан!

ГЛАВА 3

Разогревающий комплекс

«Совершенство вытекает из практики. Без практики как может это случиться? Только чтением шастр никогда не достигнуть совершенства в йоге»

— Сватмарама,
«Хатха-йога Прадипика» (1.65)

После **крийи Капалабхати** очень хорошо подготовить свое тело к асанам нам поможет разогревающий комплекс. Сюда входят три основных и три побочных асан.

1). **Сурья Намаскар** (основная асана)

2). Попеременный подъём ног в вертикальное положение (основная асана)

3). **Эка–Пада-Ширасана** (ного-головная поза) – побочная асана.

4). **Джатхара-Паривартанасана** (поза скручивания желудка) – побочная асана.

5). **Ватаянасана** (газовая поза) – побочная асана.

6). Подъём обеих ног в вертикальное положение (главная асана)

7). Поза для внутренних мышц бёдер.

В каждый из этих комплексов входит несколько асан подряд, которые делаются в определённом темпе, соединенном с ритмичным дыханием.

Эти асаны можно практиковать отдельно, в зависимости от состояния вашего тела, давая отдых и релаксацию организму, не перенапрягаясь.

Важно помнить, что в асанах мы учимся расслабляться как можно глубже и убирать внутреннее напряжение мышц, не участвующих в процессе удержания правильной формы асаны!

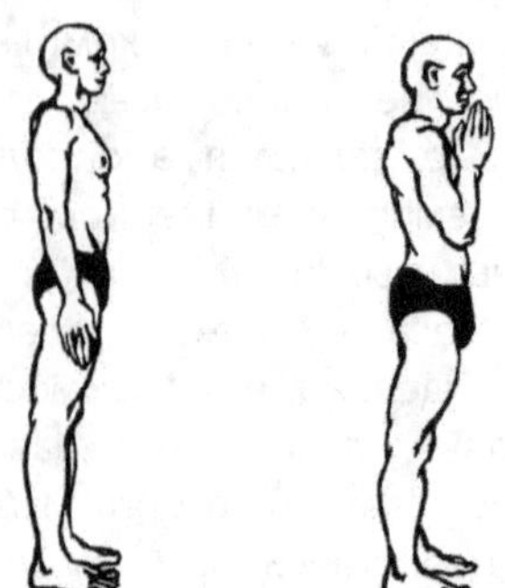

рис. 3-1   *рис. 3-2*

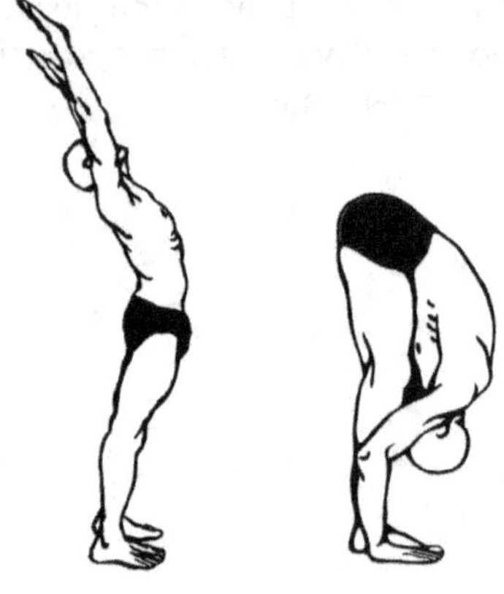

рис. 3-3   *рис. 3-4*

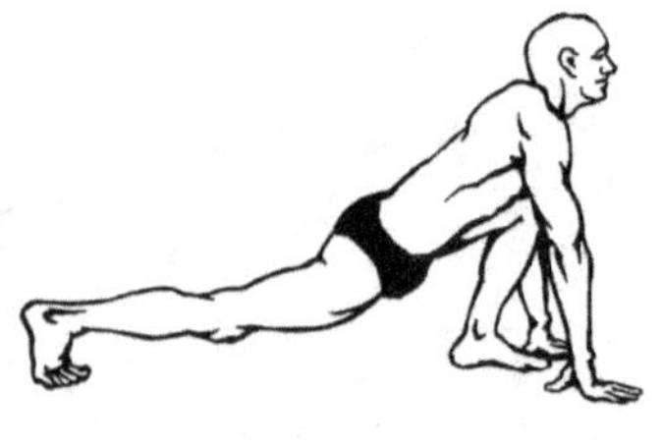

рис. 3-5

ГЛАВА 4

Сурья Намаскар

Начинаем комплекс асан с **Сурья Намаскар** (приветствие солнцу). **Сурья Намаскар** считается разогревающей асаной. Её необходимо делать перед любой практикой. Эта крийя состоит из 12 асан. Они идут одна за другой в определенном порядке и ритме. Для начинающих ритм должен быть достаточно медленным, то есть, нужно находиться в каждой из поз, достаточно долго, около 10-15 сек., для проработки всех мышц тела!

Иногда каждая асана в **Сурья Намаскар** сопровождается мантрой.

1). Встать на кончик мата в **Тадасану**. Тело и голова стоят прямо. Стопы вместе и прижаты к полу. Руки вытянуты в локтях и кистях. Глаза можно держать закрытыми, чтобы лучше чувствовать и осознавать движения, сопровождающиеся дыханием (рис.3-1)

2). Глубокий вдох и на выдохе руки сложить в молитву на середине груди (рис.3-2).

3). Вдох – поднять вытянутые руки к потолку и прогнуться назад под лопатками (рис.3-3).

4). Выдох – наклон прямого тела к ногам. При этом ставим пальцы рук и ног на одну линию. Ладони прижаты к полу. Колени выпрямлены, голова тянется к коленям (рис.3-4).

5). Вдох – сгибаем левую ногу в колене, а правая нога идет назад и при этом колено правой ноги ставится на пол. Голова откидывается, грудь широко открыта, руки не двигаются и ладони прижимаются к полу (рис.3-5).

6). Задержка дыхания – левая нога подставляется к правой назад. Пятки вместе. Колени вытянуты. Тело параллельно полу. Вес тела на вытянутых, прямых руках. Голова чуть наклонена вниз. Спина, шея и голова на одном уровне, параллельно полу (рис.3-6).

7). Выдох – кладем колени, грудь и голову на пол. Ягодицы держатся высоко над полом. Если это сложно достижимо – просто ложимся на пол всем телом. Локти согнуты и прижаты к туловищу. Голова лбом упирается в пол (рис.3-7).

8). Вдох – постепенно поднимаем с пола голову, плечи, грудь. Руки прижаты к телу, локти присогнуты, голова запрокинута назад (рис.3-8).

9). Выдох – встаем в треугольник. Пятками обеих ног пытаемся дотянуться до пола, удерживая пятки вместе. Колени, спина и руки

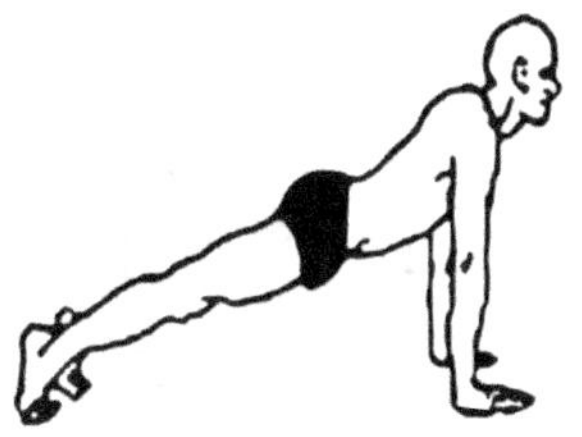

рис. 3-6

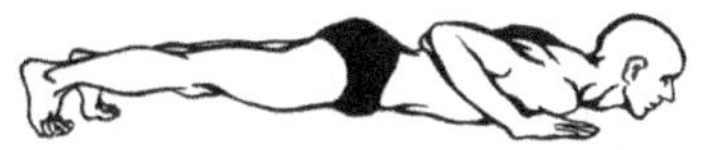

рис. 3-7

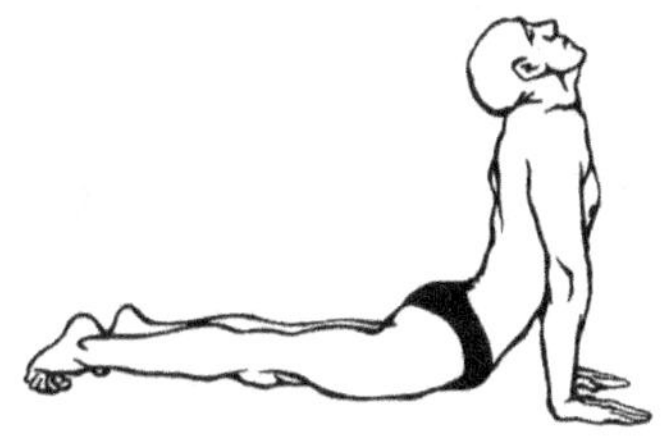

рис. 3-8

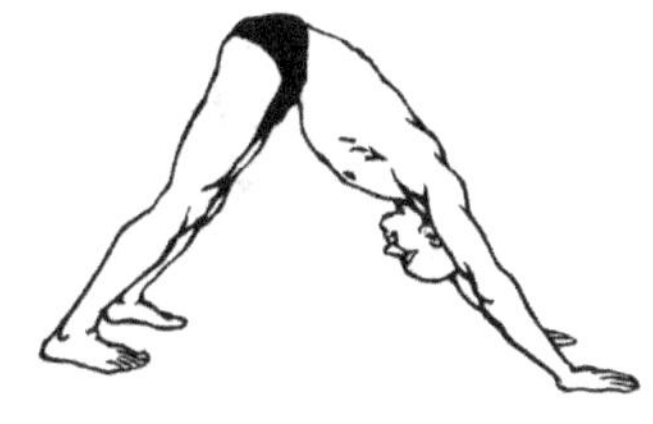

рис. 3-9

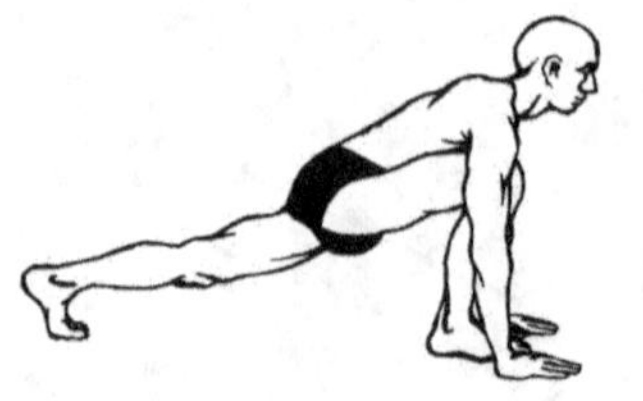

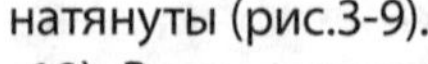

рис. 3-10

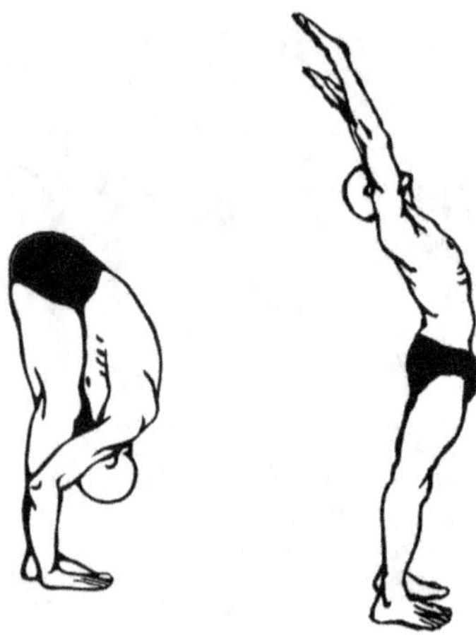

рис. 3-11   *рис. 3-12*

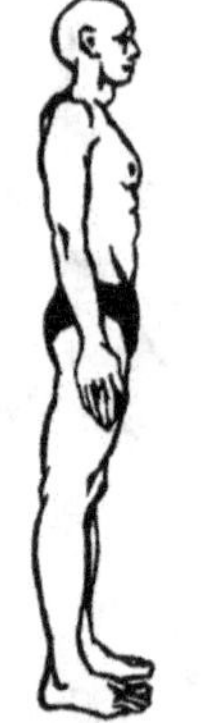

рис. 3-13

натянуты (рис.3-9).

10). Вдох – правая нога идет вперёд и ставится между руками, прижатыми к полу. Левая нога сгибается в колене, и колено кладём на пол. Грудь открыта, голова запрокинута назад (рис3-10).

11). Выдох – левая нога через полу пальцы подставляется к правой, вперёд. Голова, как вначале асаны, прижимается к коленям, колени натянуты. Пальцы рук и ног находятся на одном уровне (рис.3-11).

12). Вдох – прямое тело вместе с выпрямленными руками идут вверх. Колени тянем. Прогибаемся под лопатками назад (рис.3-12).

13). Выдох – опускаем прямые руки вниз в Тадасану (рис.3-13).

Всё повторяем с левой ноги.
Сурья Намаскар проделывается 6 раз (раундов).
Сурья Намаскар с правой и с левой ноги считается за 1 раунд.

ГЛАВА 5

Подъем правой
и левой ног на 90°

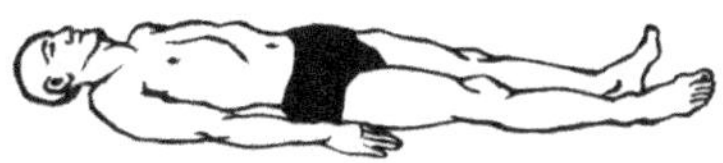

1). Подъём правой и левой ног на 90°.

рис. 5-1

2). **Эка-Пада-Ширасана** (коленно-головная поза).

3). **Джатхара Паривартанасана** (поза скручивания желудка).

4). **Ватаянасана** (газовая поза).

Описание:

Асаны делаются одновременно с ритмичным дыханием.

а) Подъём правой и левой ног в вертикальное положение на 90°. Тело лежит на мате. Ноги вытянуты в коленях. Стопы сокращены. Руки прижаты к телу и упираются ладонями в пол (рис.5-1).

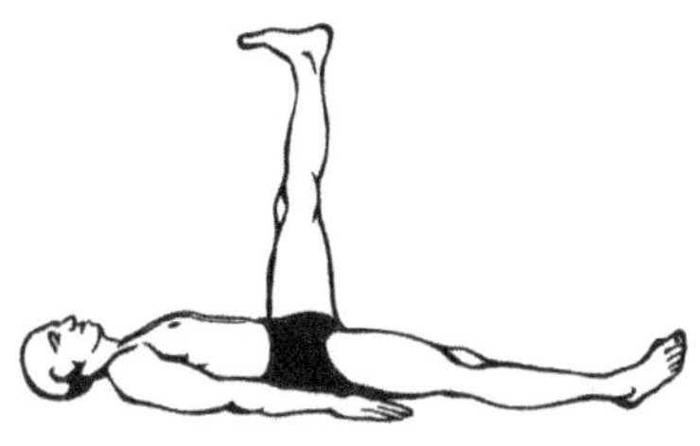

рис. 5-2

б) На счёт 4е, вместе с вдохом поднять правую ногу вертикально полу на 90 °. Задержать на пару сек и на счет 4е, медленно опустить ногу на пол вместе с выдохом.

Делаем это упражнение 6 раз, попеременно с одной и другой ноги (рис.5-2).

в) **Эка-Пада-Ширасана** (коленно-головная поза). На 7-й раз, поднять правую ногу вверх и задержать ее в вертикальной позиции. Медленно приподнять голову и плечи, обеими руками обхватить щиколотку правой ноги, на одном и том же уровне.

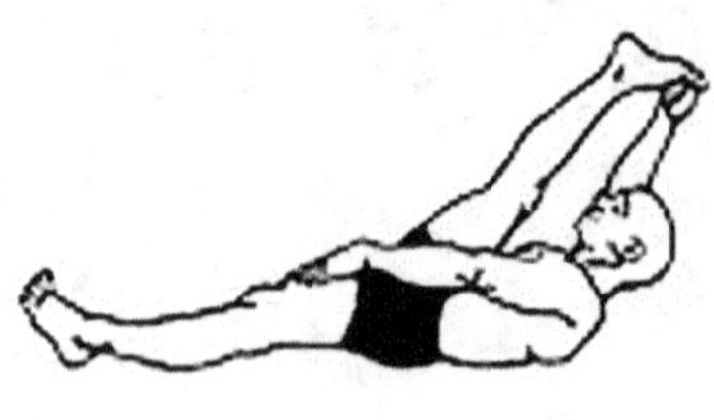

рис. 5-3

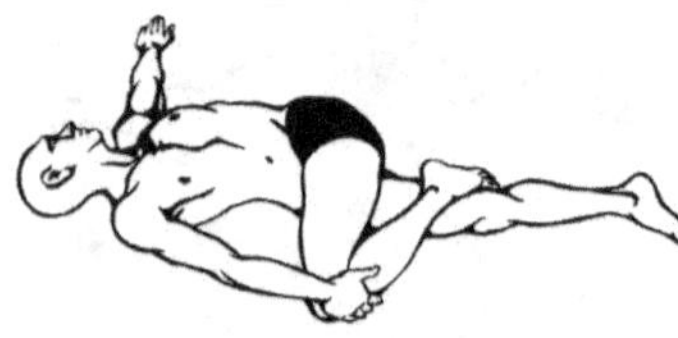

рис. 5-4

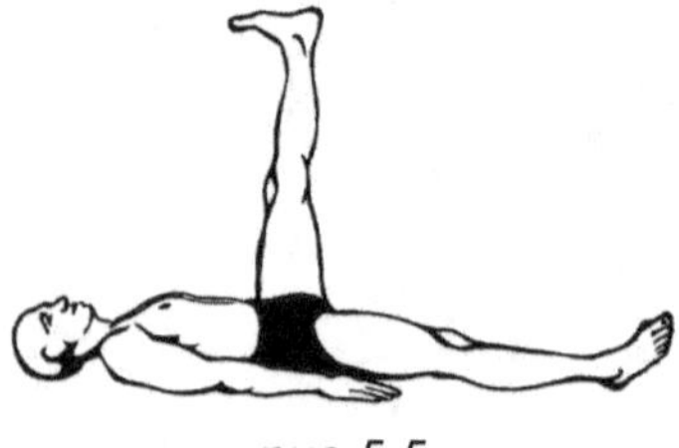

рис. 5-5

Классическая позиция этой асаны – обхватить указательным пальцем правой руки, большой палец на правой, вытянутой ноге. Левую руку при этом, вытянуть вдоль тела и положить сверху на левую ногу (рис.5-3).

Дыхание глубокое, через низ живота.

Так удерживаем позу от 30-60 сек. Все внимание идёт на релаксацию в асане. Колени вытянуты. Голова стремится к голеностопному суставу.

Эти асаны способствуют поддержанию силы и эластичности мышц шеи, бедер и ног. Улучшают общий тонус и самочувствие.

г) **Джатхара-Паривартанасана** (поза скручивания желудка). Опускаем голову на пол, сгибая правое колено. Левой рукой беремся за согнутое правое колено и кладем его в левую сторону на пол. Вытягиваем правую руку в сторону на 180°, ладонью в пол. Голову разворачиваем к правому плечу. Таким образом, бёдра развернуты влево, а голова, плечо и рука – вправо. Стараемся положить на пол и оба плеча. Глаза закрыты. Дыхание свободное, глубокое. Расслабляем всю спину! Особое внимание уделяем пояснице. Ощущение полного покоя и удовлетворения (рис.5-4).

В этой позе находимся в течении 1 минуты.

Эта асана необыкновенно полезна для восстановления гармоничного течения жизненной энергии (**праны** или **ци**) в спине, убирая все блоки и боли. А также, она восстанавливает работу желудка!

д) **Ватаянасана** (газовая поза).

Возвращаем и прижимаем колено к груди обеими руками. Голова на полу. Делаем два глубоких вдоха – выдоха и поднимаем голову к колену, упираясь по возможности лбом в колено. Эта **Ватаянасана** (газовая поза), активизирует и удаляет проблемы кишечника (рис.5-5).

В этой асане мы делаем 3 свободных вдоха – выдоха.

е) Завершаем упражнение, кладя голову и вытянутые руки на пол. Нога вытягивается в колене вертикально полу под углом 90* и медленно опускается на пол (рис.5-6)

Повторяем асану с левой ноги. Между упражнениями отдыхаем в **Шавасане**, около 40-60 сек, глубоко дыша (рис.5-7).

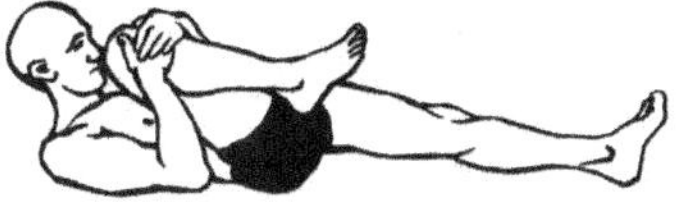

рис. 5-6

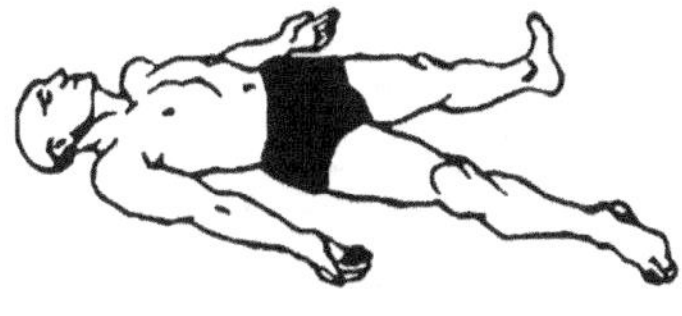

рис. 5-7

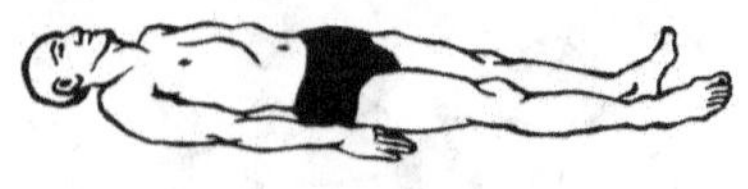

рис. 6-1

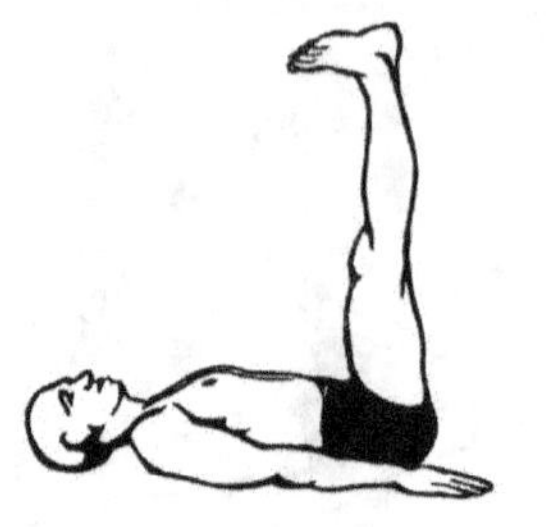

рис. 6-2

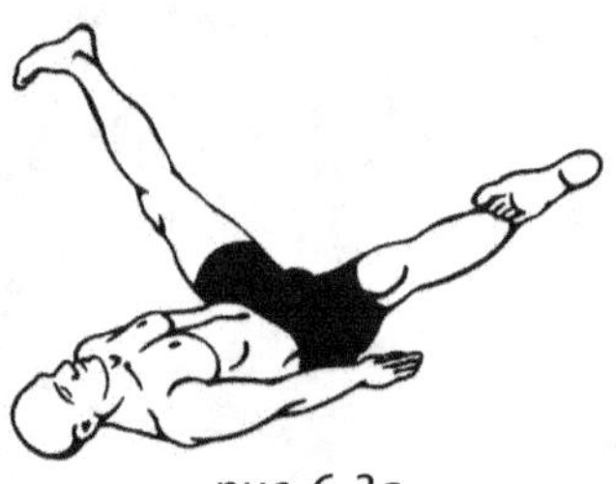

рис. 6-3а

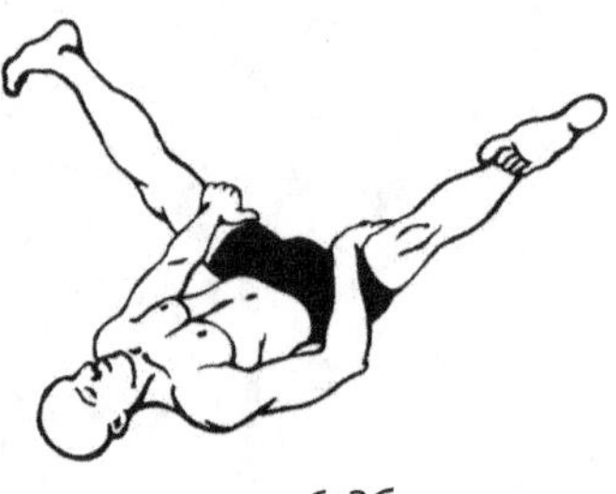

рис. 6-3б

ГЛАВА 6

Подъем обеих ног на 90°

1). Подъём обеих ног на 90°.

2). Поза для внутренних поверхностей бёдер.

Описание:

Продолжаем лежать на полу. Тело прямое, вытянутое. Существует три варианта для рук в этом упражнении:

а). Руки за голову или под голову в положение замка.

б). Руки вдоль тела прижаты к туловищу, ладони прижаты к полу.

в). Руки положить под спину, локти вытянуты и ладони смотрят в пол. Голова прямо. Колени вытянуты и стопы сокращены (рис.6-1).

1) Подъём обеих ног на 90°.

а). На 4е счета делаем вдох и одновременно поднимаем обе ноги на 90°. Задерживаем ноги в вертикальном положении, на 2 сек., проверяя положение тела. Поясница прижата к полу, верхняя часть тела расслаблена. Колени натянуты. Стопы на себя (рис.6-2).

б). На 4е счета выдыхаем, одновременно опуская обе ноги на пол. Но ноги остаются при опускании на высоте 5 см. от пола. То есть пятки не касаются пола.

в). Снова подъём – спуск.

Так повторяется от 6-12 раз. При последнем подъёме ног на 90°, задерживаем их вертикально полу и проверяем позицию. Оставляем позу в этом положении на 30-60 сек.

2). Асана для внутренних поверхностей бёдер.

а). Ноги широко раскрываются в стороны (рис. 6-3а), можно так же удерживать ноги руками держа их за внутреннюю часть бёдер (рис. 6-3б). Спина прямая лежит на полу. Поясница прижата к поверхности мата. Дыхание глубокое. Живот двигается вверх и расширяется при вдохе, на выдохе, мышцы живота сокращаются и сужаются. Верхняя часть тела расслаблена.

Удерживаем позу 20-60 сек.

б). Завершаем упражнение, соединяя обе ноги вместе в вертикальное положение (рис.6-4), и медленно опуская их на пол, на счет 10-ть. Колени тянем. Стопы сокращены. Руки прямые лежат вдоль туловища, ладонями вниз.

Затем ложимся и отдыхаем в **Шавасане** (рис. 6-5)

Этот комплекс прекрасно подготавливает и разогревает тело перед началом занятий. Асаны идут более легко и гармонично. Мышцы и сухожилия становятся более мягкими и одновременно сильными. **Шавасана** помогает распределить жизненную энергию (**прану**) гармонично по всему телу, успокаивает ум и даёт возможность мышцам расслабиться, перед началом следующего цикла асан.

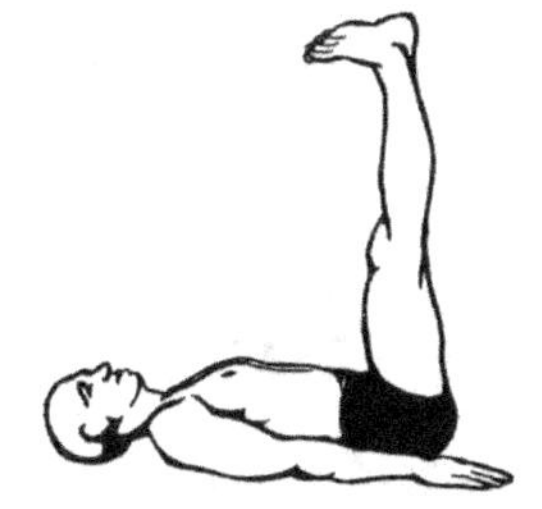

рис. 6-4

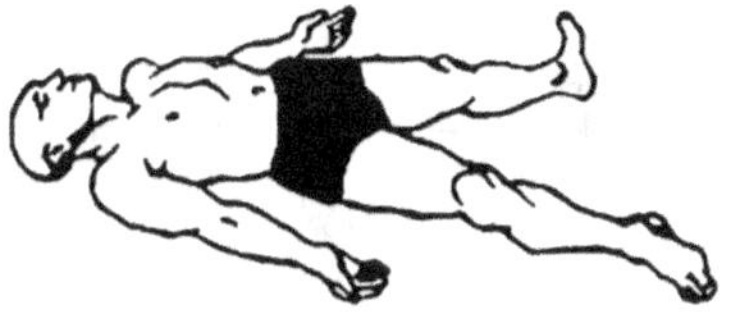

рис. 6-5

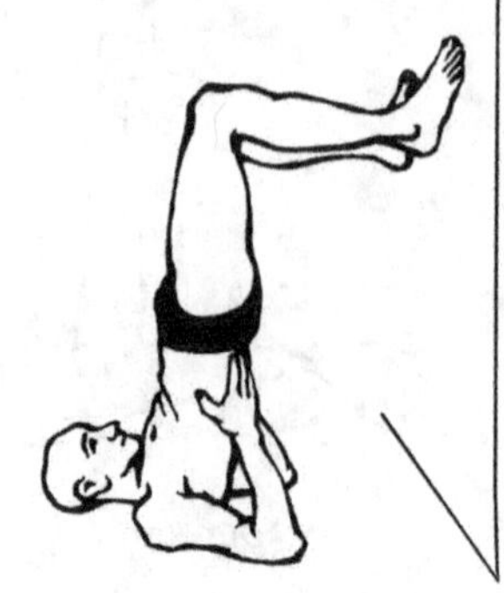

рис. 7-1

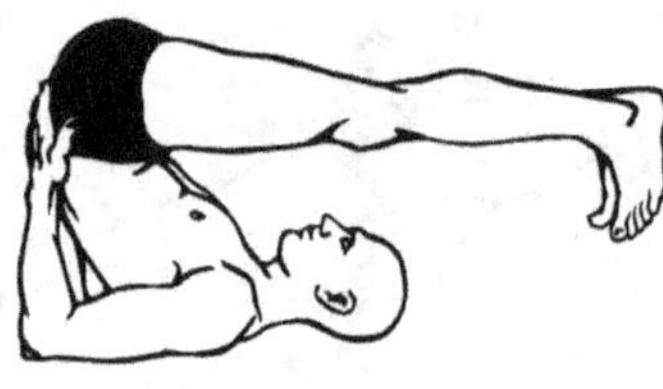

рис. 7-2

ГЛАВА 7

Асана Сарвангасана

1. **Асана Сарвангасана** (стойка на плечах у стены) неполная.

2. **Асана Халасана** (поза плуга, поза закинутых за голову ног).

3. **Сарвангасана** (полная версия). Эти асаны можно соединить вместе, делая одну за другой, а можно делать каждую из них по отдельности. Все зависит от вашей подготовки, пластичности, силе мышц и количеству праны в теле.

Попробуйте сами распределить время и порядок действий, в удобном для вас режиме.

Данные асаны способствуют максимальному притоку крови к щитовидной железе, растягивают дельтовидные мышцы плеч и связки. Это отличная замена современным методам лечения щитовидной и паращитовидной желёз.

Описание:

1. **Сарвангасана** (стойка на плечах у стены) неполная.

а) Сесть боком к стене, так чтобы бедра плотно прижимались к стенке. Ноги согнуть в коленях и прижать к груди. Руки вытянуты в локтях и упираются в пол.

б) Затем перевернуть тело прямо, лицом к стене и поднять ноги вертикально. Согнуть колени под углом 90°.

Стопы плотно стоят на стене также под углом к голеням 90°.

Голова и плечи лежат на полу.

Руки согнуть в локтях и подставить под поясницу широко раскрыв грудь. Дыхание глубокое, спокойное. На 4 сек. вдох, на 4 сек. выдох. Живот не зажат, двигается (расширяется и сужается) вместе с вдохом – выдохом (рис.7-1). В этой асане стоять около 1 мин.

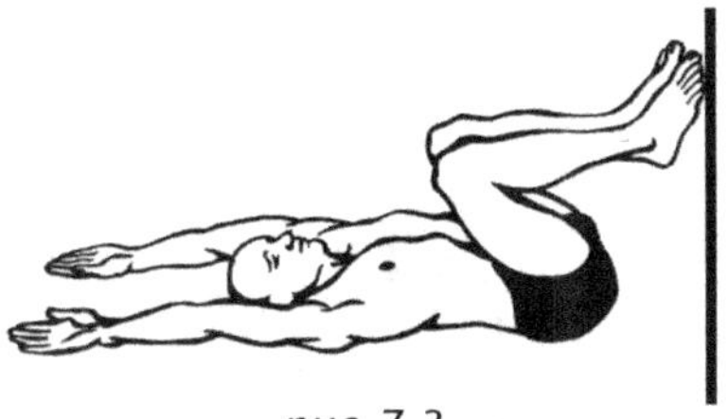

рис. 7-3

в) Оторвать правую ногу от стенки и закинув ее за голову поставить на пол, на полу-палец. Коленка правой ноги натянута. Если это труднодостижимо постараться как можно дальше тянуть ногу за голову. Постоять так 5-10 сек.

Тоже самое, сделать с левой ноги.

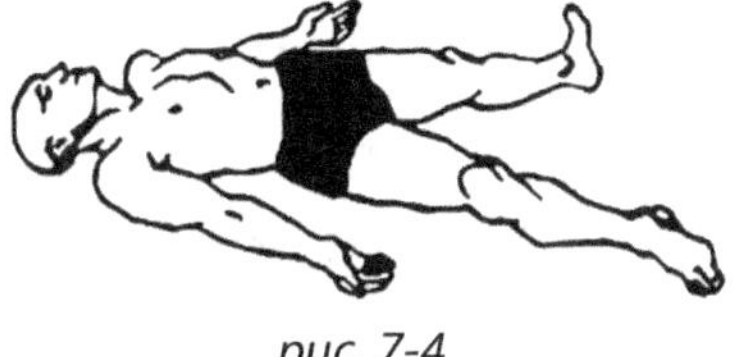

рис. 7-4

2. **Халасана** (поза плуга)

а) Попробуйте оторвать от стены обе ноги и запрокинуть их за голову. Возможно, поставить сразу на пол обе ноги и не удастся с первого раза, но не расстраивайтесь! Постепенно мышцы станут более эластичными и успех не за горами!

Продолжаем поддерживать руками спину, поясницу и удерживаем ноги на весу. Учимся дышать в таком положении тела. Пробуйте дышать глубже, чем ваше обычное дыхание – это даст силу и тонус всему организму. Будьте внимательны и бдительны. Не делайте лишних движений и не вертите головой (рис.7-2). Постойте в асане 1 минуту.

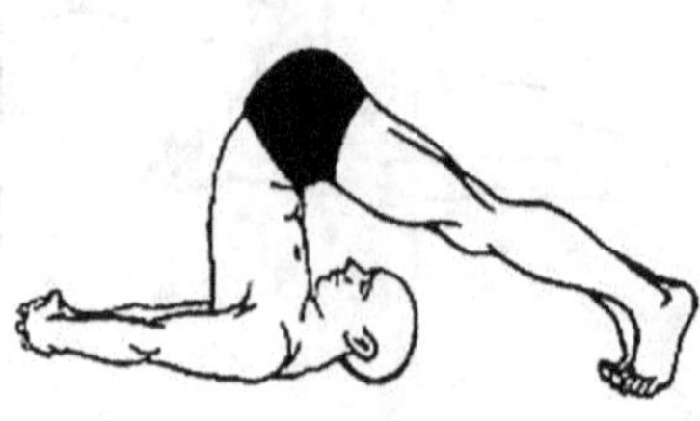

рис. 7-5

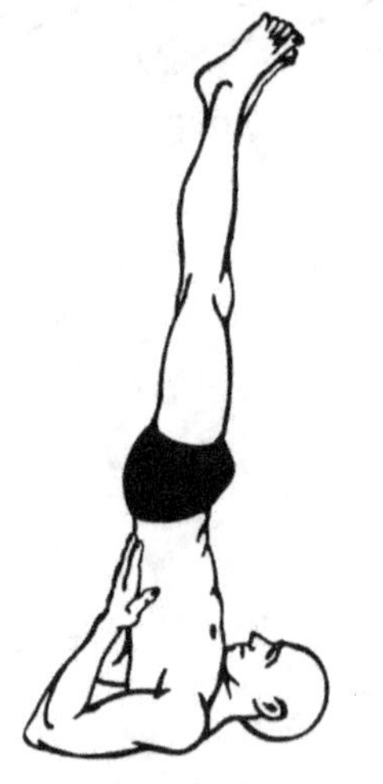

рис. 7-6

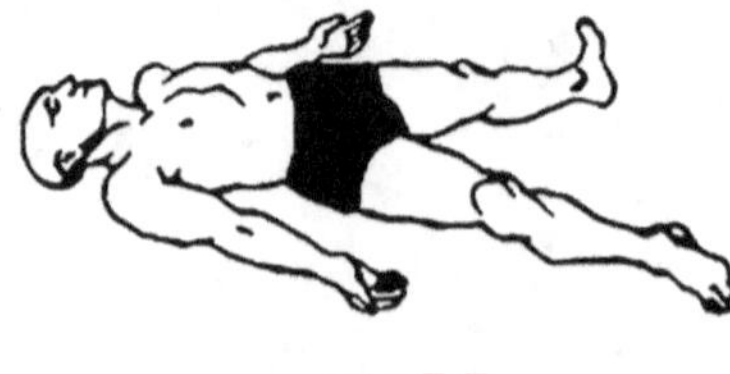

рис. 7-7

б) Медленно верните ноги на стену и постепенно сползайте ягодицами и бедрами на пол (рис7-3).

в) Согните колени, положите их на грудь. Обнимите колени двумя руками, чтобы расслабить напряжение спины и полежите так 20 сек.

г) Лягте полностью на пол и расслабьтесь в **Шавасане** (рис.7-4).

Если у вас уже растянуты и укреплены мышцы спины, достаточно хорошо, можно делать **Сарвангасану** (стойка на плечах) и **Халасану** (поза плуга – рис.7-5) без стенки.

3. **Сарвангасана** (полная версия)

а) Лечь на спину. Одним махом запрокинуть ноги за голову и поднять их вертикально полу. Встать на плечи. Поддерживаем тело двумя руками за поясницу. Локти согнуты и упираются в пол. Подбородок прижат к груди. Затылок, задняя часть шеи и плечи хорошо лежат на полу (рис.7-6).

Дыхание глубокое, ровное. Живот активно двигается, расширяясь на вдохе и сокращаясь на выдохе. Вес тела приходится в основном на плечи.

б) Закончить асану медленным опусканием спины, бёдер и ног на пол.

Отдохнуть в **Шавасане** (рис.7-7).

Не будьте чересчур самоуверенны, или наоборот, чересчур пугливы! Ясно понимайте, в каком состоянии находится ваше тело, либо преодолевая его инерцию, либо давая ему время на адаптацию.

ГЛАВА 8

Сету-Бхандхасана или Сету Бандха Сарвангасана (полу мост на плечах)

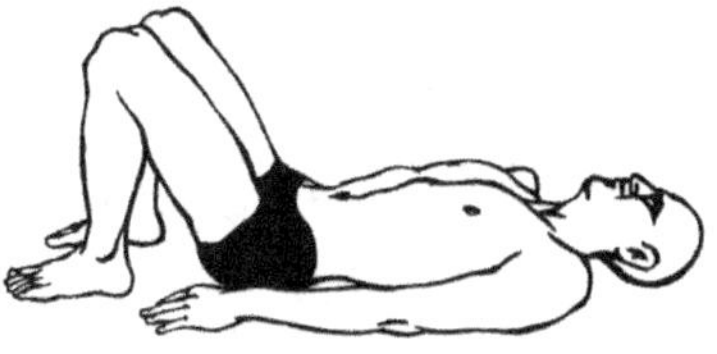

рис. 8-1

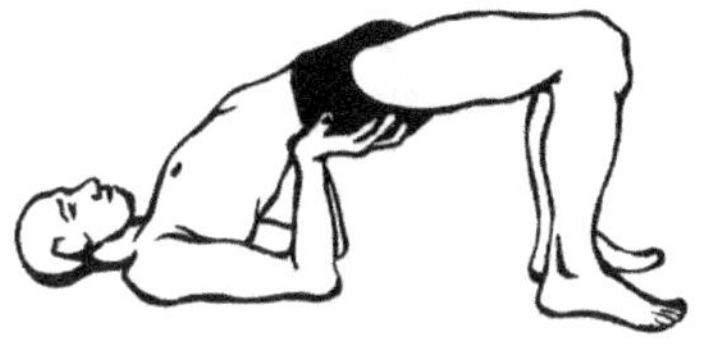

рис. 8-2

Описание:

1). Тело вытянуть на полу, ноги согнуть в коленях и стопы поставить параллельно друг другу, на расстоянии ширины плеч. Руки лежат вдоль тела ладонями вниз (рис.8-1).

2). Медленно поднять бедра вверх. Согнуть руки в локтях и подставить их под поясницу направляя пальцы рук в сторону ягодиц. При этом локти прижать как можно ближе друг к другу (рис.8-2).

Асана заключается в том, что мы сильно упираемся стопами в пол и отталкиваемся бёдрами вверх как можно выше. Голова и плечи лежат на полу. Грудь стремится широко открыться и тянется высоко вверх. Стараемся стоять в асане, упираясь в пол исключительно плечами и стопами. Спина не лежит на полу, важно чтобы подбородок не соприкасался с грудью!

3) Здесь очень большое значение имеет глубокое дыхание. Живот высоко поднимается при вдохе и опускается при выдохе.

Отпускаем все напряжения тела, сканируя его внутренним взором. **Прана** (жизненная энергия) течёт по всему телу легко и свободно,

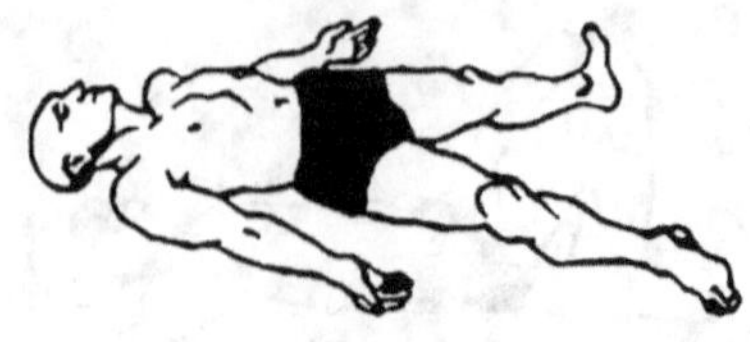

рис. 8-3

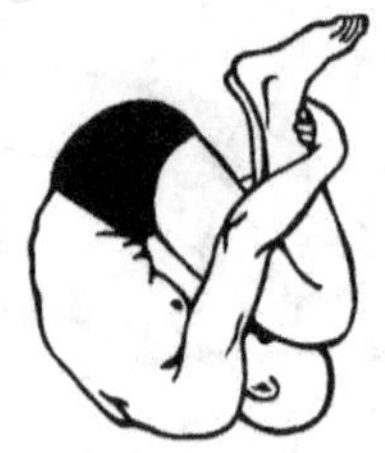

рис.8-4

нигде не встречая помех. Следим с закрытыми глазами за этим внутренним течением и продолжаем глубоко дышать.

Удерживаем позу 30-60 сек.

Затем медленно опускаем таз, бедра, спину на пол и расслабляемся в **Шавасане** (рис.8-3).

4). Можно сделать ролик, подняв и прижав согнутые колени к груди, обхватив их двумя руками, покачиваясь вперёд и назад, высоко поднимая бёдра от пола и почти вставая на плечи. Вправо и влево, сняв напряжение со спины и плеч (рис.8-4).

Эта асана укрепляет поясницу, растягивает позвоночник, снимает усталость ног, стимулирует работу щитовидной железы, оказывает омолаживающий эффект на все тело.

ГЛАВА 9

Матьясана (поза рыбы)

Асана для плечевых мышц и шейного отдела позвоночника.

Описание:

1). Из исходного положения тела, лежа на полу (как показано на рисунке 9-1), положить руки под спину, локти максимально приблизить друг к другу, ладони упираются в пол. Ноги вытянуть в коленях.

Приподнять грудь и согнуть локти (рис.9-2). Максимально выгнуть грудную клетку вверх, сократить мышцы спины под лопатками и дотронуться теменем до пола. Ноги прямые (рис.9-3).

Удерживаем асану 1-3 мин.

Глубоко и громко дышать через нос. Рот и глаза закрыты. Закрытые глаза прекрасно соединяют ваше сознание с телом и праной (жизненной энергией). Помогают заново изучить ваше тонкое тело (**сукшма шарира**). Дают направление в медитативное состояние и большую концентрацию.

2). Затем медленно отпустить напряжение в теле и спокойно лечь в **Шавасану** (рис.9-4).

Матьясана хорошо стимулирует щитовидную и паращитовидную железы. Очищает распираторную (дыхательную) систему. Увеличивает объём легких. Также поза рыбы делает эластичными крестцовый и поясничный отделы позвоночника. Улучшает кровообращение этих участков.

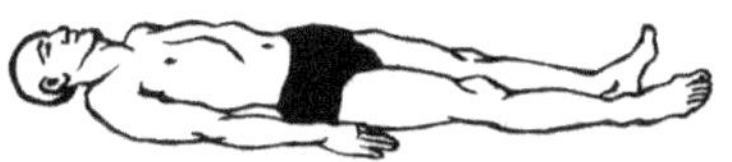

рис. 9-1

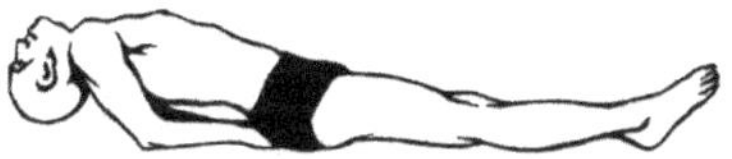

рис. 9-2

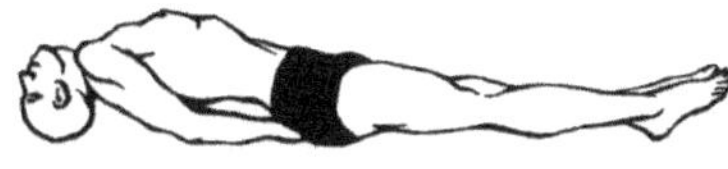

рис. 9-3

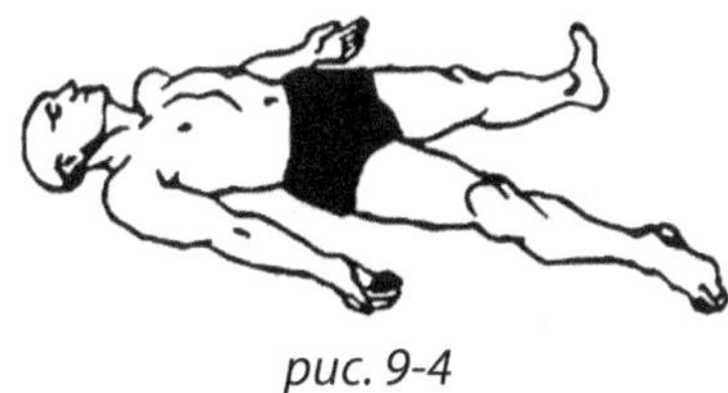

рис. 9-4

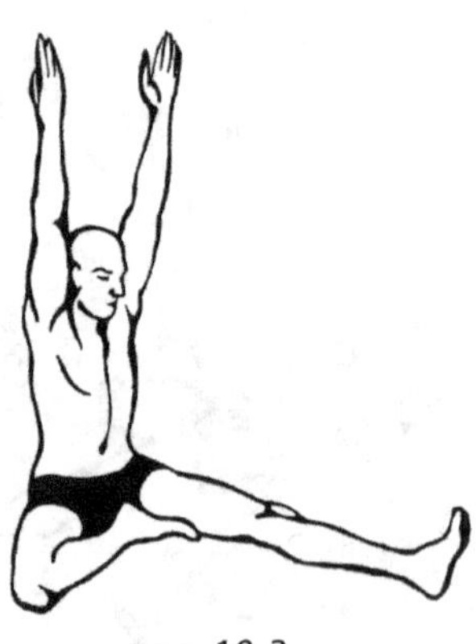

рис. 10-1

рис. 10-2

рис. 10-3

ГЛАВА 10

Пашчимоттанасана (голово–коленная поза)

Вытяни ноги (впереди себя) на земле, как палки; согнись вперёд, ухвати большие пальцы ног обеими руками и положи голову на колени. Это пашчимоттанасана.

— Сватмарама,
«Хатха-йога Прадипика» (1.28)

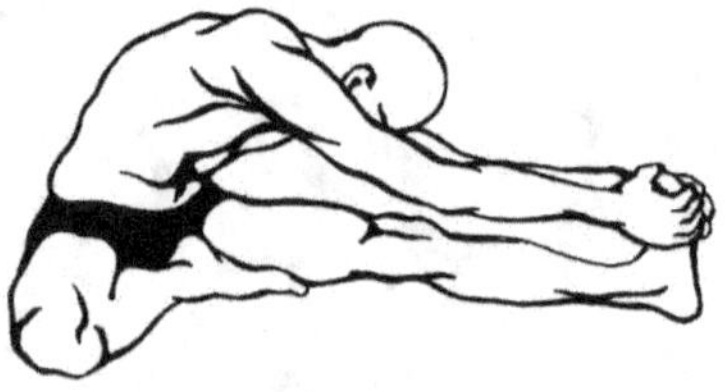

Главной, среди этих трёх асан, – является асана **Пашчимоттанасана**. **Джану–Ширасана** и асана с прогибом назад только вспомогательные.

1). **Джану-Ширасана** (голово-коленная поза).
2). **Пашчимоттанасана** (голово-коленная поза).
3). Асана с прогибом назад.

1). **Джану–Ширасана**
(голово – коленная поза).
а) Сесть с прямой спиной на ягодицы. Подогнуть левую ногу в колене и положить колено на пол. Правая нога прямая, вытянутая. Стопа правой ноги сокращена. Вытянуть руки вверх. Позвоночник, поясница и руки – стремятся к небу (рис.10-1).

б) Медленно делаем наклон к правой ноге всем корпусом и обхватываем стопу двумя руками. Если возникают сложности с наклоном, то руками обхватить нужно щиколотку или голень (куда дотягиваются руки).

Стараемся тянуть позвоночник вдоль ноги и сохраняем тело параллельно полу. Правая и левая стороны туловища, а также и руки – находятся на одном расстоянии параллельно полу. В этой асане допускается присогнутое колено опорной ноги. Главное внимание уделяем вытянутости спины (рис.10-2).

В таком положении находимся от 1-3 мин.

Дыхание ровное, естественное. Ментально, можно произносить мантру "**ОМ**".

в) Выходим из асаны, поднимая руки и тело вертикально полу. Снова вся наша энергия тянется вверх к небу (рис.10-3).

г) Опускаем руки вниз. Тело прямое. Поясница подтянута.

Меняем ногу и делаем всё тоже самое, с другой ноги.

2). Пашчимоттанасана

(голово – коленная поза).

а) Сесть прямо. Вытянуть обе ноги в коленях. Стопы натянуть на себя. Обе руки вытянуть в локтях и кистях вверх. Голова ровно. Глаза закрыты (рис.10-4).

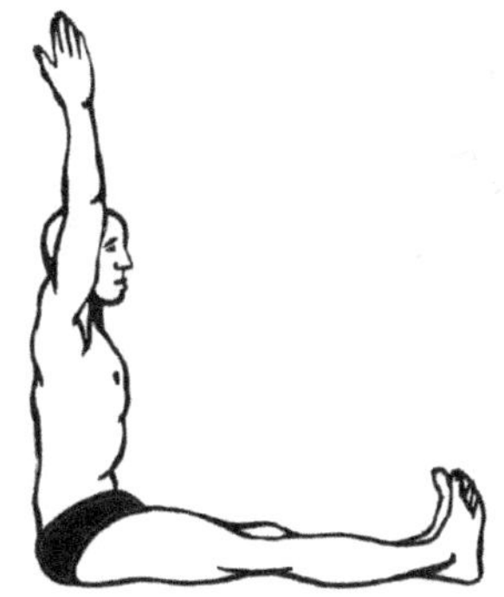

рис. 10-4

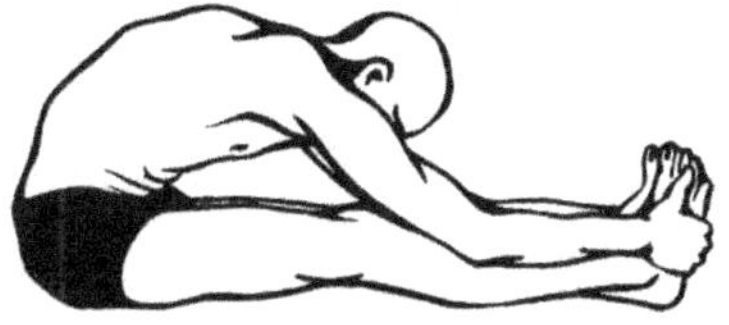

рис. 10-5

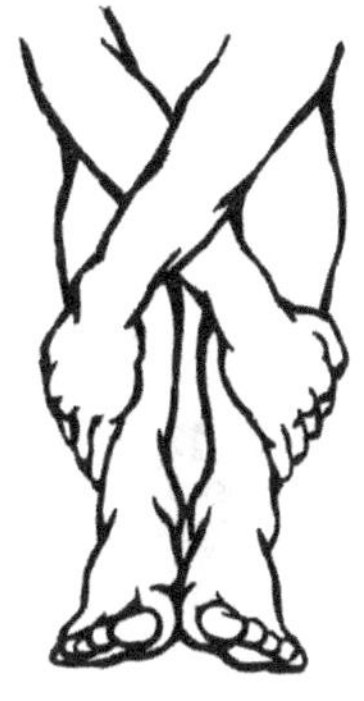

рис. 10-6

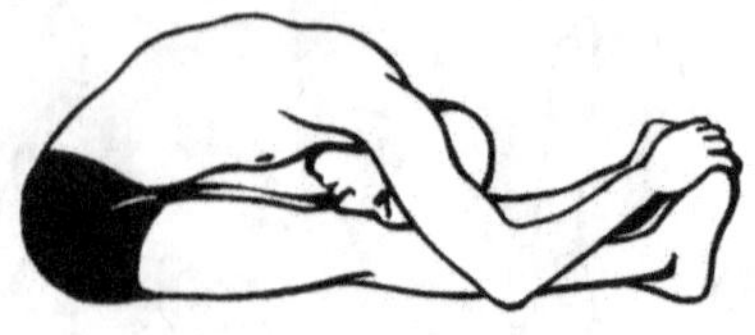

рис. 10-7

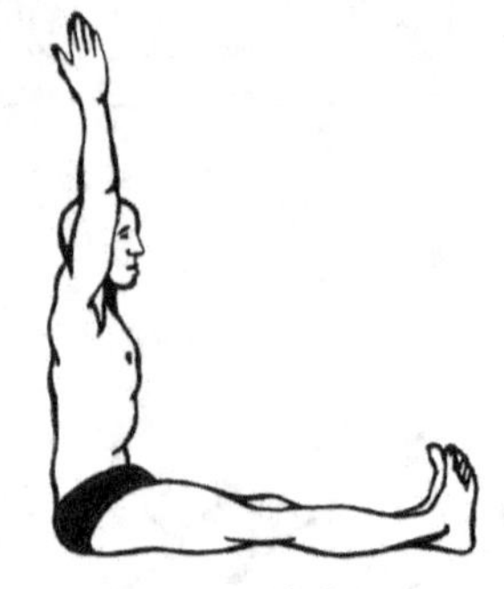

рис. 10-8

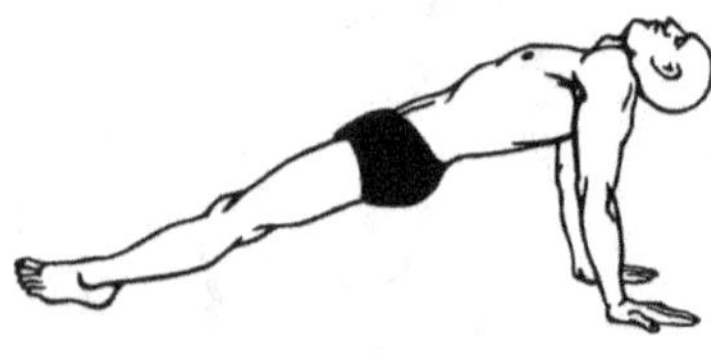

рис. 10-9

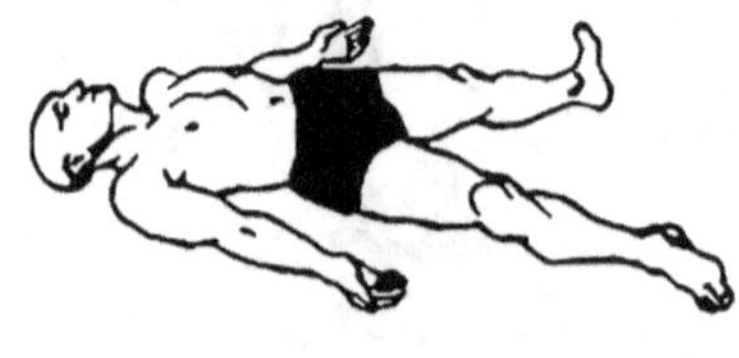

рис. 10-10

Хочу напомнить, что все асаны делаются с закрытыми глазами для лучшей чувствительности астрального тела и движения **праны** (жизненной энергии). Чувствуем, как энергия нас тянет вверх, к небу.

б) Делаем медленно наклон вперёд к вытянутым ногам. Обхватываем стопы с наружной стороны двумя руками. Ноги не расходятся в стороны (рис.10-5).

Если сложно сразу сделать глубокий наклон, обхватите руками щиколотки или икры ног, сложив руки крест на крест, как показано на рисунке (рис.10-6).

Возможны также варианты (рис.10-7).

Классический обхват – когда держим указательными пальцами рук, большие пальцы ног. Здесь также все внимание уделяем натянутости спины. Колени можно чуть присогнуть. Ноги не расходятся, а прижаты плотно друг к другу.

Удерживаем асану 1-3 мин.

в) Выходим из асаны, медленно поднимая руки вверх. Сидим с вытянутой спиной несколько сек, чувствуя, как энергия течёт по телу, по позвоночнику вверх (рис.10-8).

Можно медленно лечь на пол в **Шавасану,** но лучше продолжить движение тела, переходя в следующее положение.

3). Асана с прогибом назад.

а) Положить руки за спину, недалеко от ягодиц и развернуть кисти от себя. Вытянуть хорошо колени, запрокинуть голову назад и высоко подняться от пола на вытянутых руках.

Пальцы ног прижаты к полу. Колени вытянуты. Бёдра стремятся высоко вверх (рис.10-9).

В таком положении постоять 20-40 сек.

б) Медленно опустить тело в Шавасану и глубоко расслабиться на 1-5 мин (рис.10-10).

Все эти асаны тонизируют органы брюшной полости, устраняя их вялость. Улучшают работу почек и пищеварительного тракта. Омолаживают позвоночник. Благодаря интенсивному вытяжению области таза туда приливает обогащённая кислородом кровь, в результате чего половые железы получают необходимые питательные вещества. Это дает возможность управлять половой деятельностью. Устраняются жировые отложения на пояснице и вокруг бёдер. Способствуют излечению невралгии седалищного нерва, запоров, геморроя, диабета и многого другого.

ГЛАВА 11

Макарасана (поза для расслабления на животе)

Описание:

Лягте на живот. Руки положите под голову, как подушку, ладонь на ладонь. Голова лежит на правой или левой щеке, как удобно (рис.11-1). Шея расслаблена. Большие пальцы ног соединены. Пятки в разные стороны (рис.11-2). Дыхание спокойное, ровное.

Расслабляемся в **Макарасане** около 3-5 мин.

Асана нормализует давление и успокаивает ум. Снимает напряжение с мышц шеи, спины и задней поверхности бёдер. Способствует пищеварению и облегчает расстройства ЖКТ. Благотворно влияет на органы мочеполовой системы.

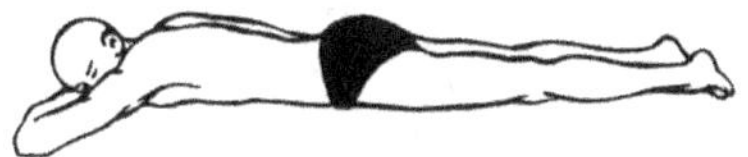

рис. 11-1

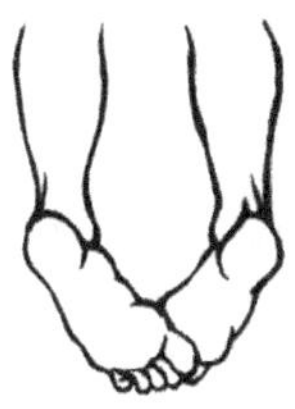

рис. 11-2

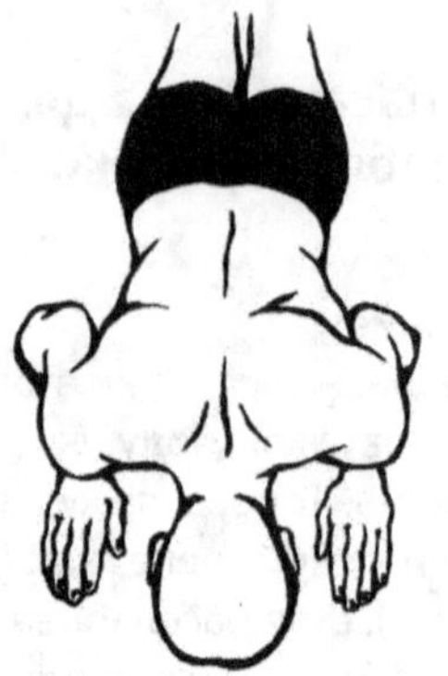

рис. 12-1

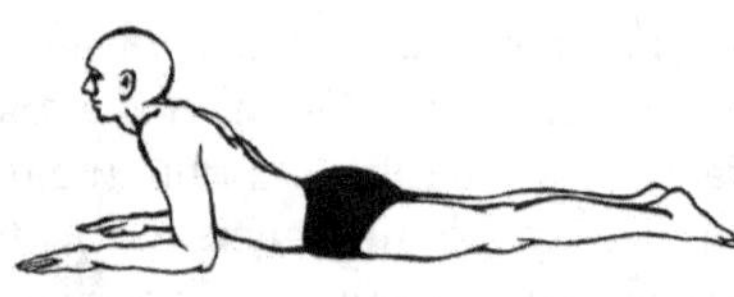

рис. 12-2

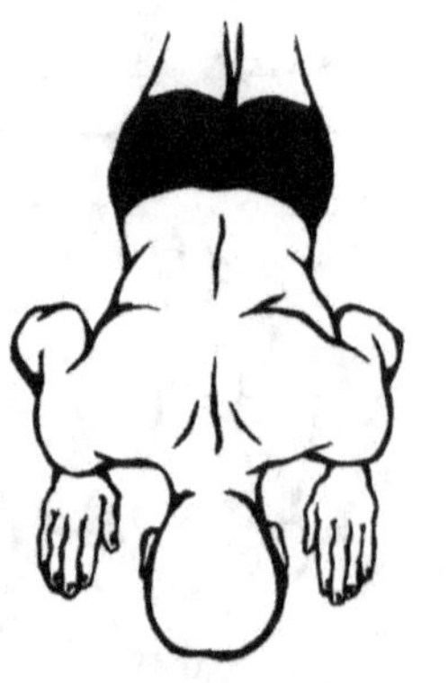

рис. 12-3

ГЛАВА 12

Бхуджангасана (поза кобры)

1). Ноги вместе. Пятки касаются друг друга. Кисти рук положить под плечи, ладонями в пол. Локти прижаты к телу. Голова повернута лицом вниз. Лоб касается пола. Это исходное положение (рис.12-1).

2). Медленно поднимаем голову, плечи и грудную клетку вверх. Предплечья остаются на полу. Стараемся затылок тянуть к спине (рис.12-2).

Удерживаем позу 30-60 сек.

3). Также медленно опускаемся в исходное положение на пол. Сначала идет голова, затем плечи и грудь (рис.12-3).

4). Поднимаемся вверх в полную позу кобры. Голова запрокинута назад и стремится дотянуться до копчика. Плечи опущены вниз, грудная клетка широко открыта. Глаза закрыты. Руки чуть согнуты в локтях и приклеены к телу (рис.12-4). Все внимание переносим в поясницу. Дышим ровно и глубоко как бы через мышцы поясницы.

Удерживаем позу 30-60 сек.

5).Поворачиваем голову к левому плечу. Тело и плечи не двигаются, только голова. Взглядом пытаемся дотянуться до правой пятки. Если сложно стоять в полной кобре, то локти можно положить на пол высоко удерживая спину (рис.12-5).

Остаемся в этом положении 30-60 сек.

Затем, медленно и осознанно разворачиваем голову в другую сторону, к правому плечу и взгляд устремляем к левой пятке. Ноги при этом стараемся держать вытянутыми и ровными. Возвращаем голову прямо. Вытягиваем локти и ещё больше, запрокидываем голову назад, при этом, не поднимая плечи вверх.

6). Заканчиваем полную **Бхуджангасану**, осознанно возвращаясь в положение **Макарасаны** (расслабляющую позу на животе). Голову при этом кладем на другую щёку, для расслабления и отдыха мышц шеи (рис.12-6).

Отдыхаем в этой позиции 20-60 сек.

Бхуджангасана особенно полезна для женщин, т.к. она тонизирует яичники и матку. Благодаря этой позе происходит излечение менструального цикла и других гинекологических проблем. От состояния поясничного отдела позвоночника зависит тонус мышц матки. Асана помогает избавиться от болей в спине, тонизируются внутренние органы! Увеличивает объём лёгких, заряжает энергией, помогает справиться с болью в спине, исправляет сутулость.

В случаях незначительного смещения позвоночных дисков, эта асана возвращает диски в нормальное положение.

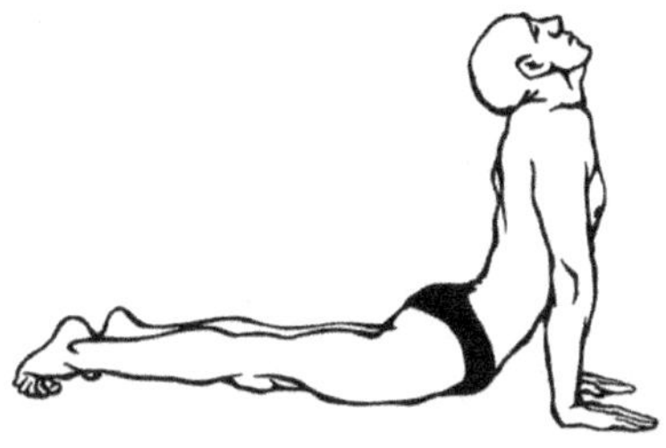

рис. 12-4

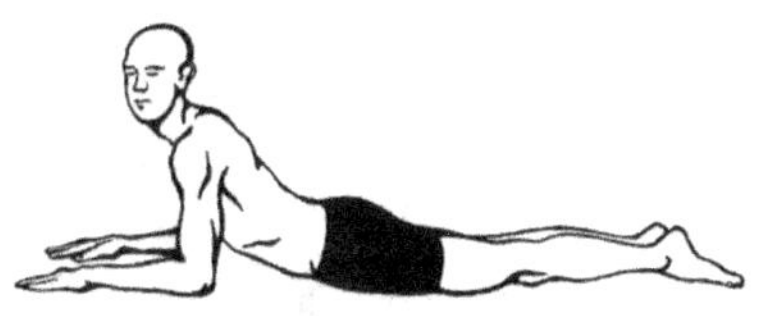

рис. 12-5

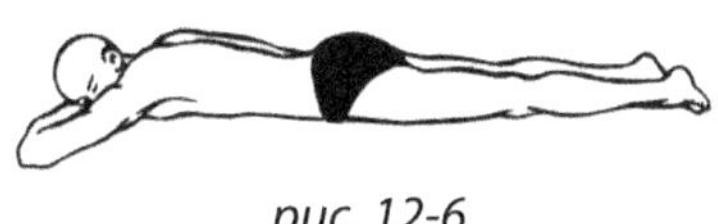

рис. 12-6

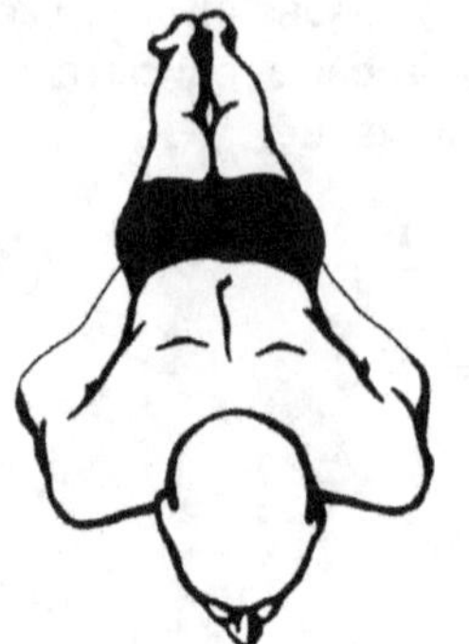

рис. 13-1

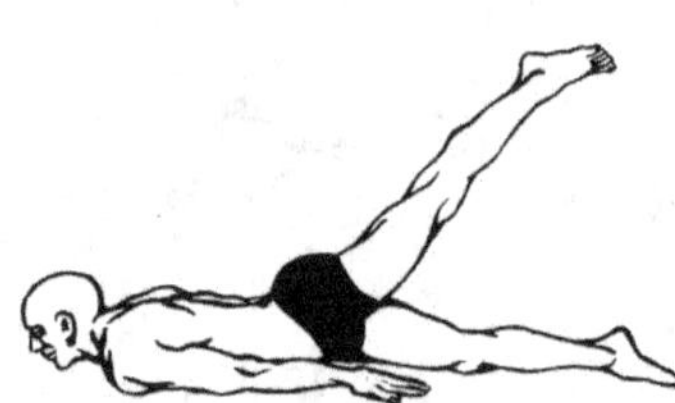

рис. 13-2

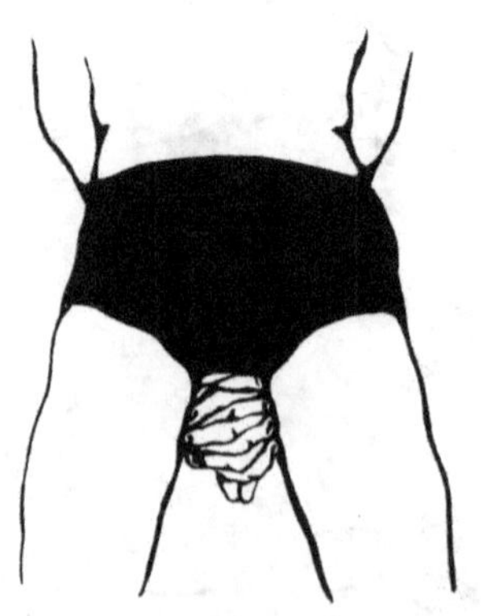

рис. 13-3

Шалабхасана (поза кузнечика или поза саранчи)

Эта асана состоит из двух подходов, для лучшей проработки мышц, течений энергии и работы с проблемными местами и органами тела.

1). **Ардха-Шалабхасана**. Подъём правой и левой ног назад (полусаранча).

2). **Шалабхасана**. Подъем обеих ног вместе (поза саранчи или кузнечика).

1). **Ардха-Шалабхасана.**

а). Принять исходное положение на животе.

Положить вытянутые руки в локтях ладонями вниз на пол под грудь. Голову ставим на подбородок. Ноги прямые, стопы расслаблены (рис. 13-1).

б). Медленно отрываем правую ногу от пола и поднимаем ее высоко вверх. Упираемся при этом как подбородком, так и руками в пол. Бедра держим параллельно полу. Дыхание спокойное, ровное (рис. 13-2).

Так стоим в асане 10-60 сек.

После этого опускаем ногу на пол, не меняя положение тела, рук и головы.

Повторяем все, тоже самое, с левой ноги.

2) Шалабхасана.

а). Перед поднятием обеих ног необходимо глубоко вдохнуть и выдохнуть несколько раз, высвобождая энергию и восстанавливая дыхание. Собрать руки в один кулак (рис. 13-3). Начать подъем обеих ног, опираясь на лобок и кулак (рис. 13-4).

Удерживаем позу, 25-60 сек.

б). Медленно возвращаемся в исходное положение тела – **Макарасану**, кладя голову в другую сторону, давая возможность шее полностью расслабиться (рис. 13-5).

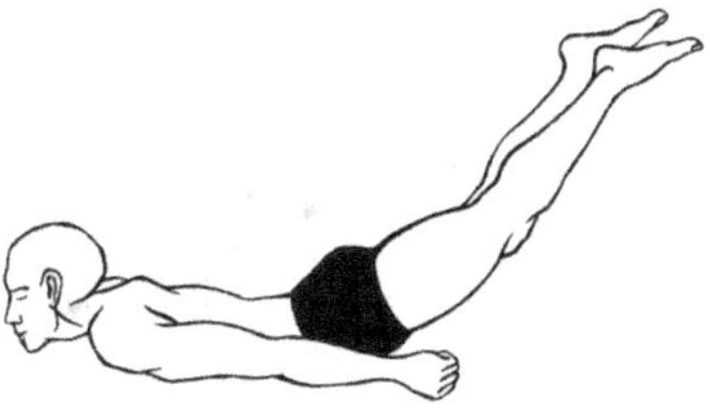

рис. 13-4

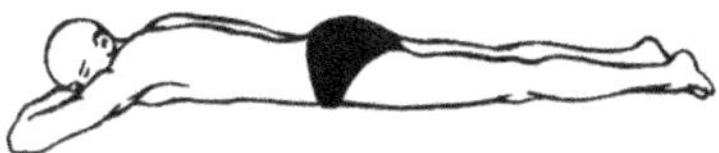

рис. 13-5

Шалабхасана укрепляет мышцы спины. Она особенно полезна тем, кто страдает грыжей позвоночника.

Рекомендуется при проблемах в нижних отделах позвоночника, воспалительных заболеваниях верхних дыхательных путей, заболеваниях кишечника, различных заболеваниях суставов.

Также, при болезни желудка и всего пищеварительного тракта. Отлично укрепляет мышцы ног, органы брюшной полости и малого таза. Решает проблему нарушения осанки в любом возрасте.

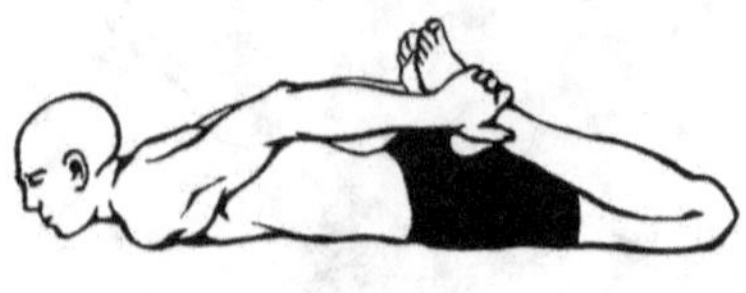

рис. 14-1

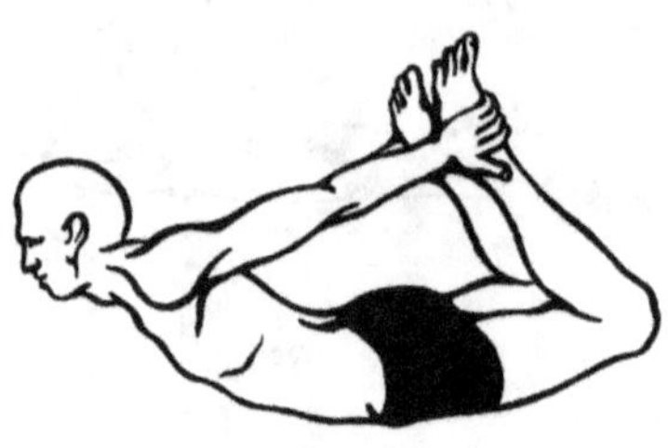

рис. 14-2

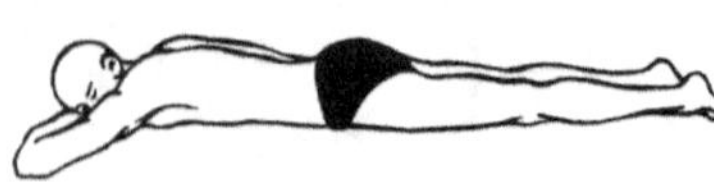

рис. 14-3

ГЛАВА 14

Дханурасана
(поза лука)

Удерживая большие пальцы ног кистями, тяни их к ушам, как бы сгибая лук.
Это дханурасана».

—Сватмарама,
«Хатха-йога Прадипика», (25.1)

Описание:

1). Лечь на живот. Хорошо расслабиться. Согнуть ноги в коленях. Обхватить руками щиколотки ног за внешнюю сторону. Голова прижата лбом к полу. Тело не напряжено. Глаза закрыты (рис.14-1). Рис 14-1

2). На глубоком вдохе поднять все тело вверх и тянуть к небу. Голова высоко. Руки вытянуты в локтях. Бедра оторваны от пола (рис. 14-2).

В этом положении стоим от 30-60 сек.

3). На вдохе и выдохе качаем тело вперёд – назад, как будто раскачиваем лодку. Вдох – поднимаем голову, грудь и живот вверх, выдох – поднимаются высоко ноги и бедра.

Так раскачиваемся 3-6 раз.

4). Останавливаемся и спокойно ложимся на пол в исходную позицию – **Макарасану** (рис. 14-3).

Дханурасана прекрасно стимулирует позвоночник, все мышцы спины и внутренние органы. Массирует сердечную мышцу, растягивает ключицы, грудную клетку и убирает сутулость.

При регулярном выполнении этой асаны, уменьшаются жировые отложения, улучшается пищеварение, устраняется застой крови в органах брюшной полости. Это великолепное упражнение для шейного, грудного, поясничного и крестцового отделов позвоночника. Достаточно часто применяют эту асану в йога – терапии для лечения диабета и различных дефектов данных органов. Ежедневно практикуя асану, разрешаются проблемы почек, надпочечников и щитовидной железы. Также, она благотворно воздействует на женские органы воспроизведения.

ГЛАВА 15

Шашанкасана
(поза зайца)

Описание:

1). Сесть ягодицами на пятки ног. Колени удерживать вместе.

Прямые руки поднять вверх, вытягивая позвоночник.

2). Медленно опустить тело, руки и голову на пол, оставляя нижнюю часть бёдер прижатой к икрам ног. Руки параллельно друг другу, вытянуты прямо перед собой.

Колени при этом не расходятся в сторону, а плотно прижаты друг к другу. Лоб упирается в пол (рис. 15-1).

Удерживаем позу 30-60 сек.

Тело расслабленно и одновременно вытянуто вперёд. Руки натянуты в локтях и кистях.

3). Медленно выходим из асаны, поднимая тело вверх.

Дыхание ровное, спокойное, глубокое.

Шашанкасана – это поза для релаксации. Ее можно делать в любое время, если вы чувствуете необходимость перенаправить энергию, потянуть тело или просто расслабиться.

Она прекрасно воздействует на позвоночник, все мышцы спины и шеи, давая им отдых и приятные ощущения. Гармонизирует работу селезёнки, печени, щитовидной железы, улучшает пищеварение. Отлично помогает справляться с бессонницей.

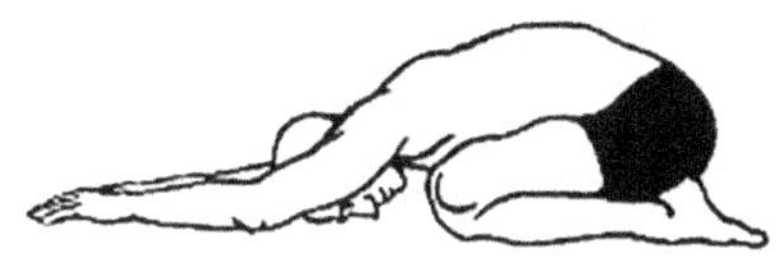

рис. 15-1

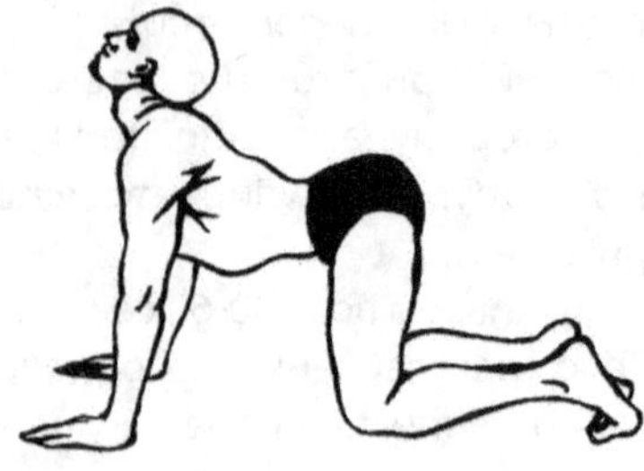

рис. 16-1

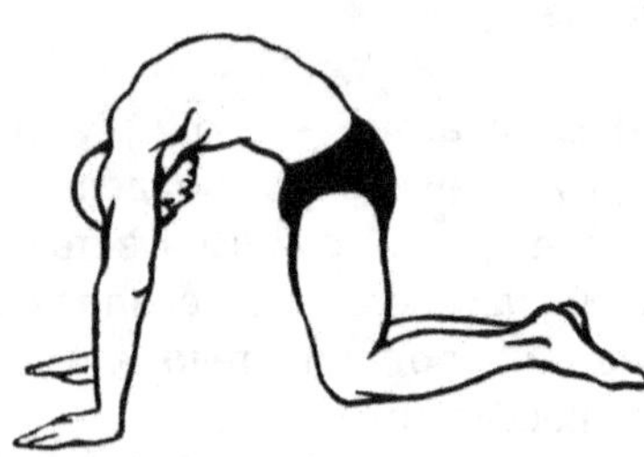

рис. 16-2

ГЛАВА 16

Марджариасана
(поза кошки)

Описание:

1). Встать на четвереньки, опираясь на вытянутые руки и согнутые колени. Ноги и руки на ширине плеч.

2). На вдохе сильно выгибаем поясницу и задираем затылок, тянем его к спине. Вытягиваем шею. Локти натянуты (рис. 16-1).

3). Выдохом вогнуть грудную клетку. Голову прижать к груди. Локти вытянуты (рис. 16-2).

Так сделать 3-6 раз.

Поза кошки, растягивая и сжимая мышцы спины, укрепляет и стимулирует спинные нервы. Прорабатывает весь позвоночник – делает его гибким и подвижным, устраняя блоки и зажимы в области поясницы, межлопаточной области и области шеи. Укрепляет мышцы пресса. Помогает женщинам восстановить менструальный цикл, избавляет от белей. Укрепляет мышцы пресса.

ГЛАВА 17

Вакрасана
(скручивающая поза)

Описание:

1). Удобно сесть на ягодицы. Спина прямая, ноги вытянуты (рис. 17-1).

2). Согнуть правую ногу в колене. Приблизить согнутую ногу к груди так, чтобы стопа согнутой ноги была рядом с коленом левой, вытянутой ноги. Поднять обе руки вверх переворачивая тело вправо, в сторону согнутой ноги, поставить правую руку за спину, желательно рядом с левым бедром. Вытянуть локоть правой руки так, чтобы спина была прямая и ровная. Левую руку согнуть в локте и самим локтем захватить правое колено (как показано на рисунке). Таким образом, плечи и тело развёрнуты вправо, а бедра и колено как бы тянутся в противоположную сторону влево. Спина при этом тянется вверх. Плечи опущены. Голова направлена к правому плечу, подбородок прямо, параллельно полу.

В этой позе, **Вакрасане**, стараемся расслабиться и убрать ненужное напряжение в мышцах. Дыхание ровное, спокойное, глубокое (рис. 17-2).

Удерживаем позу 1мин.

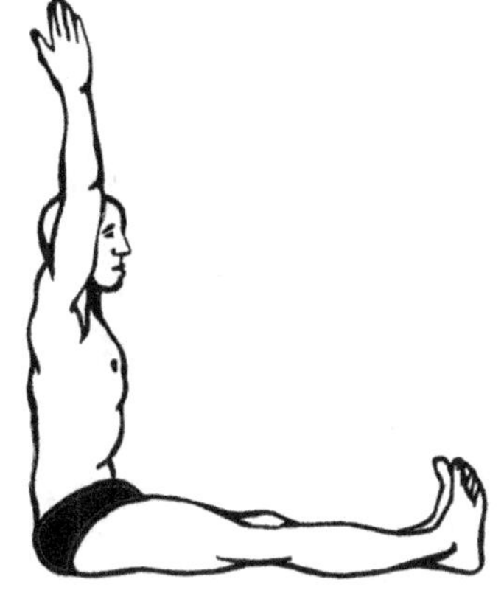

рис. 17-1

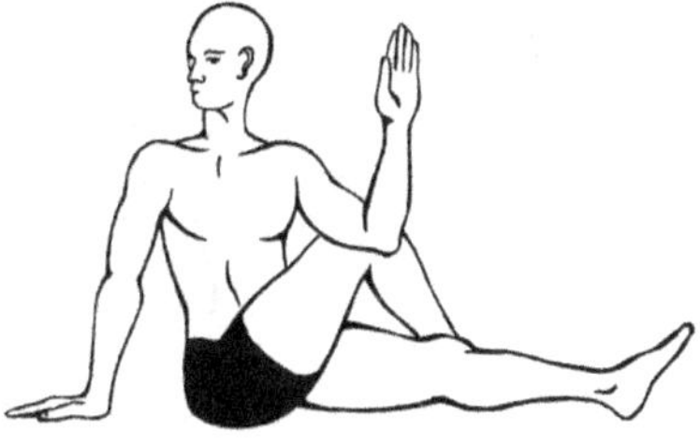

рис. 17-2

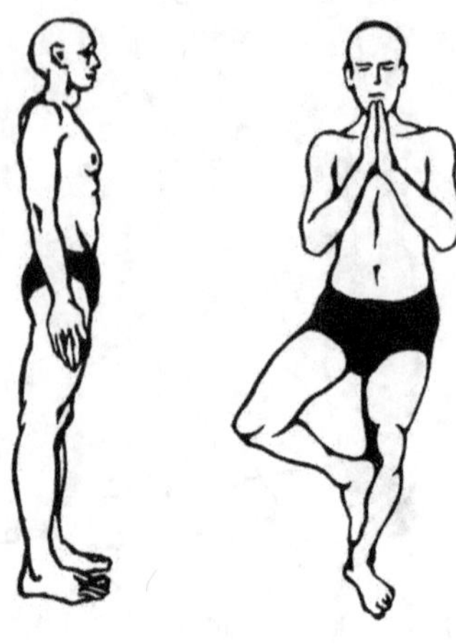

рис. 18-1   рис. 18-2

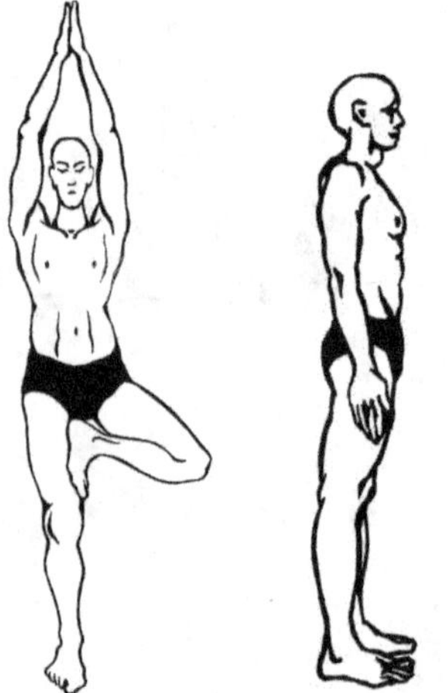

рис. 18-3   рис. 18-4

3). Затем, не изменяя положения ног, переворачиваем корпус и руки в противоположную, левую сторону, для вытягивания и расслабления позвоночника и всех мышц спины.

4). Меняем ноги и руки.

Повторяем с другой ноги.

Вакрасана (скручивающая асана), очень полезна для тех, кто мучается болями в разных участках спины. Тонизируются все спинно-мозговые нервы. Асана рекомендуется при всех видах ревматизма, улучшает кровоснабжение, а также при расстройствах пищеварения и запорах. Эта поза поддерживает гибкость позвоночника и массирует органы брюшной полости.

ГЛАВА 18

Врикшасана (поза дерева)

Описание:

1). Встать прямо в **Тадасану** (поза прямого тела).

Голова прямо. Руки опущены вниз, вдоль туловища. Ноги выпрямлены в коленях. Стопы вместе. Большие пальцы ног соприкасаются (рис. 18-1).

2). Правую ногу согнуть в колене и поместить стопу над щиколоткой левой ноги. Колено смотрит строго в правую сторону.

Руки собрать ладошками вместе, в позицию молитвы, на середине груди. Почувствовать устойчивость положения.

Дыхание спокойное, глубокое, ровное. Глаза открыты и сосредоточены в точке на горизонте (рис. 18-2).

3). Если позиция устойчива, поднимаем правую ногу выше и помещаем её на внутреннюю сторону бедра левой ноги. Руки при этом, поднимаются вверх, оставляя ладони соединёнными. Глаза в точке на горизонте (рис. 18-3).

4). В этой асане остаемся в течении 1 мин.

Затем опускаем руки и ногу в исходное положение **Тадасаны** (рис. 18-4).

5). Меняем ногу и делаем всё тоже самое, с другой стороны.

Врикшасана – это поза на внутренний баланс не только нашего тела, но в первую очередь на баланс ума!

Активная работа мысли может сбить устойчивость тела, и вы не сможете устоять на одной ноге. Это как – будто ветер сгибает дерево, а иногда и вырывает его с корнем из земли….

Будьте спокойны и бдительны. Не напрягайтесь, освободитесь от мыслей. Дыхание ровное, глубокое. Взгляд сосредоточен в одной точке.

Эта асана полезна и для мышц ног. Укрепляя и тонизируя голени и стопы, что способствует свободной циркуляции кровообращения в нижней части ног. Это особенно полезно для тех, кто часто чувствует холод и онемение в ногах. Также, асана улучшает метаболизм и работу ЖКТ, печени, почек и желчного пузыря. Повышает обмен веществ в организме.

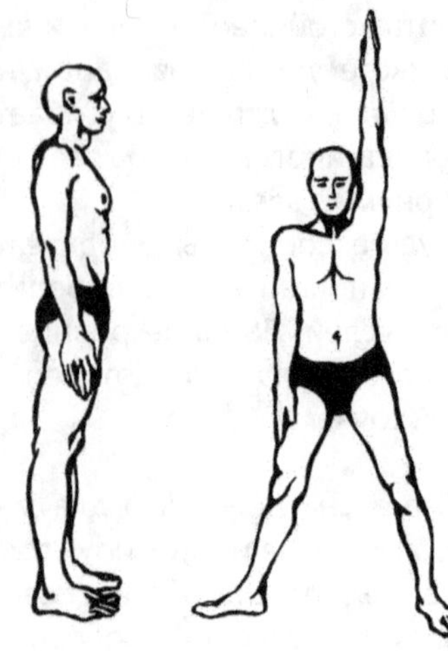

рис. 19-1   рис. 19-2

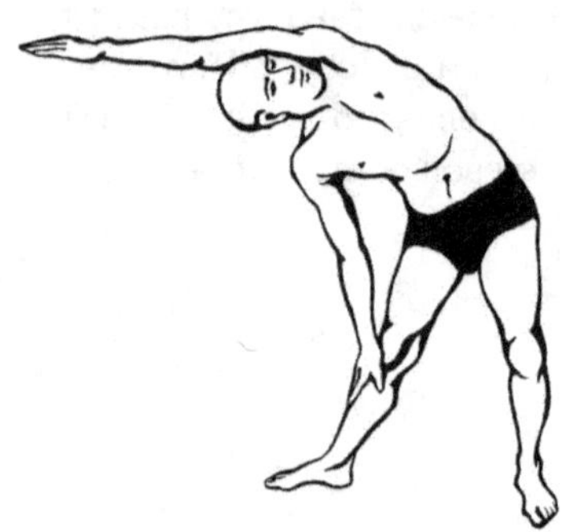

рис. 19-3

ГЛАВА 19

Уттхита Триконасана (поза треугольника)

Описание:

1). Встать в исходную позицию **Тадасану.** Настраиваемся на асану в течении 20 сек (рис. 19-1).

2). Поставить ноги на ширину плеч. Развернуть правую стопу в правую сторону. Левая стопа направлена пальцами ног прямо перед собой. Поднять прямую левую руку вверх, натянуть локоть (рис 19-2).

3). Прижать левую руку к уху. Начать медленный наклон тела вместе с рукой в правую сторону. Грудь открыта. Правая рука спускается чуть ниже колена правой ноги. Все тело развернуто. Бедра стоят ровно. Дыхание глубокое, ровное (рис. 19-3).

4). Находимся в асане, 30-60 сек. Затем возвращаемся к исходному положению – **Тадасане** (рис. 19-1).

5). Меняем ногу и тоже самое, делаем в противоположную сторону.

В **Триконасане**, очень полезна визуализация.

Закройте глаза и представьте, как из центра земли поднимается энергия и проходит через стопу опорной ноги продолжая вливаться в тело. На выдохе – эта энергия выходит через ладонь поднятой параллельно полу руки. Так можно вдыхать и выдыхать 5– 10 раз.

Триконасана воздействует комплексно на весь организм, растягивая и укрепляя все мышцы тела! Асана вытягивает и тонизирует позвоночник, мышцы правой и левой сторон тела. Раскрывает грудную клетку и плечевой пояс. Улучшается дыхание и кровообращение.

ГЛАВА 20

Шавасана (поза трупа)

Ляг плоско на землю лицом вверх, подобно трупу. Это шавасана. Она удаляет усталость и дает возможность уму (и всему телу) расслабиться.

— Сватмарама,
«Хатха-йога Прадипика» (1.32)

Это поза расслабления тела и ума. Гармоничное течение энергии, естественная перезарядка всего организма. Постоянное напряжение позволяет пране утекать из нашего тела практически постоянно. Мы замечаем это только тогда, когда полностью лишаемся сил. Основная цель релаксации – научиться экономить и правильно перераспределять вырабатываемую нашим телом энергию. Это очень важный и неотъемлемый процесс йоги.

Шавасана включает в себя три вида релаксации: физическую, ментальную и духовную.

Начиная расслаблять физическое тело (**стхула шарира**), мы переходим к тонкому телу, ментальной оболочке (**сукшма шарира**) – успокаивая свои мысли и концентрируясь на дыхании. Постепенно ощущается состояние невесомости, покоя и удовлетворения. Это даёт возможность двигаться к следующему этапу расслабления и почувствовать себя чистым сознанием. Такое отождествление с Высшим Я, завершает процесс релаксации. Умение правильно расслабиться является неотъемлемой частью практики.

Описание релаксации:

1). Расслабление физического тела (**стхула шарира**) (рис. 20-1).

Направить концентрацию внимания на пальцы ног и стараться почувствовать каждый палец, на правой и левой ноге. Переключаем сознание на подъёмы, подошвы, пятки и щиколотки ног. Задерживаем своё внимание, на 1-3 сек. в каждой точке тела. Сознание двигается снизу-вверх, поднимая энергию к голове. Продолжаем сосредотачиваться на голенях, коленях, икрах, подколенной чашечке, бёдрах, пахе. Обе ноги расслаблены, ноги расслаблены, ноги расслаблены (повторяем данную установку 3 раза). Далее – копчик, ягодицы, поясница, лопатки, позвоночник, вся спина. Лобок, низ живота, пупок, солнечное сплетение, рёбра, грудь, грудная клетка. Тело расслабленно (повторяем установку 3 раза). Пальцы рук, кисти, запястья, предплечья, локти, плечи, расслаблены. Обе руки расслаблены (повторяем установку 3 раза).

2). Переходим к внутренним органам:

Чувствуем промежность, анус. Заходим сознанием во внутренние органы и ощущаем: матку, яичники, кишечник, мочевой пузырь, почки, селезёнку, печень, желудок, сердце, лёгкие. Посылаем внутреннюю улыбку каждому органу в отдельности и благодарим за работу!

3). Переходим к верхней части тела:

Шея, горло, подбородок, губы (нижняя губа – верхняя губа, обе губы вместе), нос, кончик носа, щёки, уши, глаза, лоб, темя, затылок, скальп.

Язык, небо, челюсть, гланды, гипофиз, гипоталамус, эпифиз. Правое полушарие мозга, левое полушарие мозга, оба полушария мозга в целом. Чувствуем всю голову в целом. Голова расслаблена (повторяем установку 3 раза).

4). Переключаем внимание на все тело:

Ощущаем все тело одновременно. Тело расслабленно (повторяем установку 3 раза). После релаксации физического тела переходим к ментальному телу.

5). Расслабление тонкого тела, ментальной оболочки (**сукшма шарира**).

Всю концентрацию внимания направляем на ритмичное дыхание, (на три счета. ОМ – вдох, на три счета ОМ – выдох: ОМ раз, ОМ два, ОМ три. Повторяем ментально).

Затем ощущаем копчик (**Муладхара чакра**), и пытаемся почувствовать и увидеть внутренним взором, как из копчика поднимается энергия (бело – серебряная нить), через весь позвоночник вверх к темени. Энергия поднимается снизу-вверх по центральному **каналу Сушумна** в тонком, астральном теле.

Эта энергия течёт до точки (чакры), называемой **Сахасрара** – темя на нашей голове. Таким образом, концентрируясь и ощущая энергию и дыхание, мы переходим в состояние покоя, удовлетворения и невесомости, переходя плавно к заключительному этапу релаксации.

6). Духовное расслабление.

Растворяемся в блаженстве и пустотности. Это состояние чистого сознания нашего Высшего Я. Пребываем в этом. Сознание алертно, не спит. Тело полностью расслабленно. Важно научиться не засыпать сознанием, при полном отдыхе тела! Энергия течёт мягко и плавно, наполняя каждый орган и каждую часть тела светом и силой.

Осознанное расслабление необходимо для перезарядки всех тел (физического и тонкого), оболочек (энергетической и ментальной), правильной позитивной работы внутреннего инструмента (**Антахкараны**). **Шавасану** можно делать перед любой практикой,

после асан, перед сном и в любое для вас удобное время, когда вы чувствуете необходимость для отдыха и перезарядки тела – ума. Очень полезно расслабляться в течении дня, снимая стресс и напряжение. Можно записать релаксацию на любой носитель и прослушивать запись собственного голоса, когда вы лежите в **Шавасане**. Следуя за голосом, отмечайте и расслабляйте все точки, органы и части вашего тела.

Желаю вам успеха и здоровья!

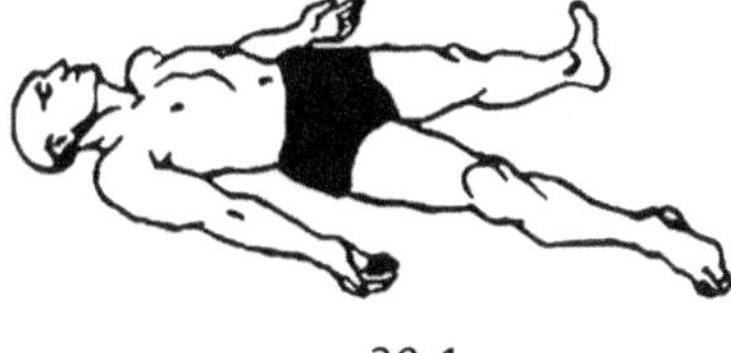

рис. 20-1

ЗАКЛЮЧЕНИЕ

Именно тапас (практика, аскеза) дарует все достижения.

…За короткий промежуток времени вы будете очищать свою карму десяти, двадцати лет жизни. Каждый день для вас будет прорывом в новое измерение, к новой вселенной.

— Свами Вишнудевананда Гири, «Духовная алхимия: Путь внутреннего аскетизма»(2.1)

В этой книге вы познакомились с некоторыми элементами **хатха-йоги**, научились расслабляться, чувствовать течение энергии и уже смогли осознать позитивные изменения в себе. Но это всего лишь начало.

Если мы постепенно продвигаемся дальше в духовной практике, занимаясь, – **бхакти**, **джняна**, **кундалини**, и другими видами йоги, то раскрываем для себя весь свой неистощимый природный потенциал. Мы погружаемся глубоко в свою необъятную духовную сферу и раскрываем бытие таким, каковым оно на самом деле является. Шагая в неизведанное, в то, что скрыто от обыденного взгляда, – узнаём нашу привычную реальность по-новому. Результат этого поиска и сам Путь сложно переоценить.

Я не прощаюсь с вами, мы обязательно встретимся в моих следующих книгах, посвящённых этим темам.

Желаю вам не останавливаться в своем самопознании и самораскрытии!

Успехов на Пути к Высшему Я!!!

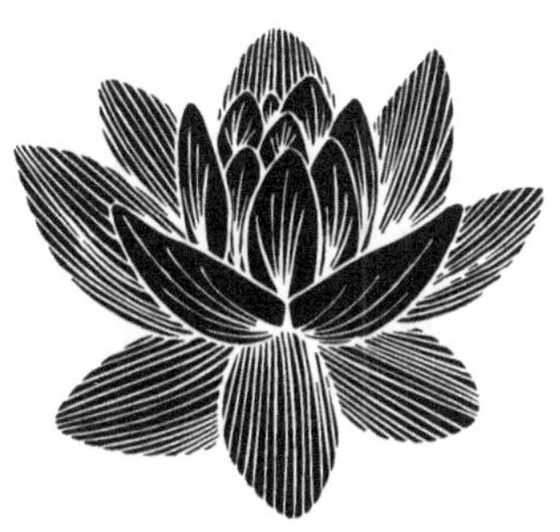

Книга вторая

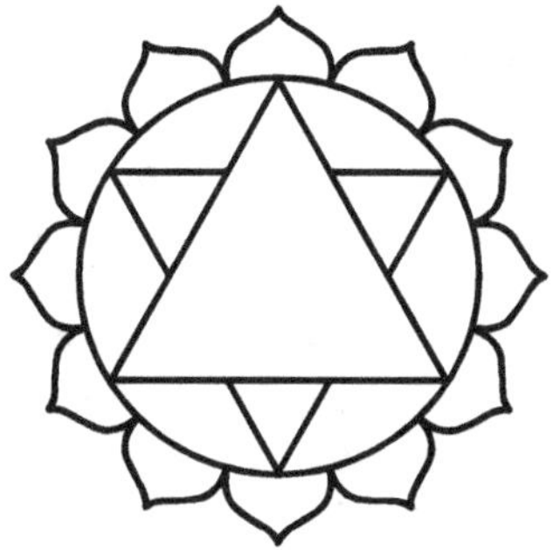

ПО СЛЕДАМ ВЕЛИКОЙ ЛЮБВИ И ПРЕДАННОСТИ

БХАКТИ ЙОГА

ВВЕДЕНИЕ

О любви и преданности было сказано и написано тысячи слов и книг, но тем не менее, мне хотелось бы поговорить с вами об этом еще раз, опираясь на свой внутренний опыт и личные переживания.

Наше сердце устроено так, что оно чувствует, понимает многое и без слов. Интуитивно воспринимая тенденции сегодняшней жизни, в которой так не хватает преданной любви и бескорыстного служения, истинного счастья и внутреннего удовлетворения (несмотря на кажущееся, растущее благосостояние) – пришло и моё время, выразить и описать свой личный опыт, объединив его со знанием людей древности. Возможно, даже вдохновить искателя заглянуть в себя глубже и увидеть происходящие с ним события по-другому.

ЧТО ТАКОЕ БХАКТИ?

В переводе с санскрита **бхакти** – это вера, любовь и преданность Господу. Это волшебство и мистическое перерождение человека в божественного проводника. **Бхакти** – это глубина поклонения и служения Богу. Полная сдача своего эго, так называемой «самости». Это отбрасывание всех концепций и построений ума личного характера. Когда сознание расширяется, получая послания Высшей Силы. В моём восприятии, **бхакти** – это особый способ видения мира, особое отношение к мирозданию и служение всему сущему.

Уповая и доверяя Высшему, в нас исчезает страх будущего, и мы прощаем себя и близких в прошлом. Наступает момент понимания своей судьбы и предназначения. Поклоняясь глубоко в душе Господу, мы соединяемся и растворяемся в высоких энергиях благодати, искренней радости и чистоты.

Высшее Начало, Источник,- каждый ищущий понимает по- своему. Для кого-то – это Абсолют без качеств, наложений и атрибутов (Чистое Сознание); кто-то воспринимает высокие вибрации через избранное **Божество Ишта-Девата** (божество, которому преданный поклоняется). Для кого-то Учитель, Мастер, Гуру является

Сердцем их веры и преданности. Некоторые, воспринимают Высшее через родителя, ребёнка или возлюбленного, не осознавая мотивы такой преданности и ища опоры в приходящем и исчезающем. Возможно, кто-то чувствует великую божественную силу в самом себе (**раскрывающийся Атман**). Некоторые вообще сомневаются в существовании Высшего Начала. Но, как бы мы ни чувствовали и не представляли для себя Запредельность – эта Великая Божественная Сила, безусловно, существует. Ведь для каждого из нас она проявляется в разное время по-разному, раскрывая перед нами свои тайны.

Задача **бхакти**, в конечном итоге, объединить все эти понятия и ощущения в одно целое. Увидеть мир, как единую, чистую и святую **Мандалу**, в центре которой воспринимающее божество – ты сам! (**Мандала** – это геометрический символ сложной структуры, который интерпретируется, как модель вселенной, «карта космоса»).

Цель **бхакти** – войти в поле единого сознания, через попрание и отрешение от эго естественным и мягким путём преданности Богу.

Великий Учитель, Мастер, философ, родоначальник учения *Адвайта Веданты* – **Шри Ади Шанкарачарья** указывал, как приспособиться к идее Бога, как личности, используя её в качестве трамплина для дальнейшего продвижения к идее **Абсолютного Брахмана**, не имеющего ни форм, ни имени.

Каждый человек на земле хочет быть свободным и счастливым. Но, что есть свобода и счастье – это каждый из нас понимает по-разному.

Святые с незапамятных времен дают нам объяснения, призывают к избавлению от ложного восприятия относительной реальности и разрушению иллюзий майи, как наложению покрывала неведения на источник сознания.

Как говорит Ади Шри Шанкарачарья в *«Вивекачудомани»*: *«**Главная суть свободы – есть покорность и смирение, углубление души в её собственную истинную сущность (природу). Эту покорность можно также назвать стремлением к познанию действительной сущности Самости (Атмана)**».*

ПОИСКИ ОТВЕТОВ НА ВОПРОСЫ

Всё в этом проявленном мире существует, как манифестация умов. Мы абсолютно разные в своих телах, мыслях и энергиях. Я часто задаю себе вопросы: что нас всех объединяет? К чему стремится каждый человек в отдельности? Как жить правильно? Ведь жизнь непростая штука. Зачастую бывают сложные и непредсказуемые события, из которых надо выбираться не как придется, а с осознанностью настоящего момента.

Теми же самыми вопросами задавались и люди прошлых тысячелетий. Древние писания (такие, как «*Веды*») поднимали эти темы и обучали людей:

– *как быть здоровым и стабильным;*
– *как иметь крепкую и любящую семью;*
– *как добиться уважения своего окружения;*
– *как достичь успеха в любой деятельности;*
– *как придерживаться законов морали и этики данного общества;*
– *как найти путь к освобождению от эго.*

Вот, эти основные четыре постулата, на которые опирается наша жизнь: **Кама**, **Артха**, **Дхарма** и **Мокша**.

Тем не менее, всех людей осознанно или неосознанно объединяет одно самое большое желание – быть счастливым и свободным. Что бы мы ни делали, о чем бы ни думали – избавление от страданий, счастье и свобода, вот наша цель. Поиски происходят на разном уровне. И решения зависят от чистоты восприятия и качеств человека. На этом пути мы встречаемся с разнообразными открытиями и озарениями. Зрелость души меняет наши мотивы и поведение, видение и стратегию жизни. Зацикленность в собственном тоннеле реальности на себе и своих проблемах, сменяется расширенным состоянием сознания, включающим альтернативные вселенные и божественную волю.

Проходя по жизненному пути, огромным откровением для меня стало то, что моё рождение в качестве человека – это драгоценность! А главнейшей задачей жизни является познание Бога и самореализация. Также я узнала, что очень важно накапливать заслуги, от рождения до самого ухода в иные миры, не зависимо в каких условиях мы живём, и какие обстоятельства нас преследуют.

Так что же всё-таки необходимо реализовать человеку в течении жизни:

– Свои насущные желания?
– Карму (с санскрита переводится как: причина – следствие; воздаяние- возмездие; перерождение)?
– Бесконечные иллюзии?

Или углубляя Истинное Знание познать своё Высшее «Я» и осуществить прорыв в божественное предназначение души?

Размышления на эти темы ещё больше расширили моё сознание и укрепили веру.

Каждому дана от рождения относительная свобода выбора, и все мы поставлены в определенные условия своим же собственным мышлением, **кармой** (следствия предыдущих жизней и зацепок ума) и тенденциями. Человеку всегда необходимо действовать, но на нас огромное влияние оказывают **гуны** (**сатва, раджас** и **тамас**). **Гуны** – это определенные качества (ограничения) самой искомой природы:

– чистота, свет, мудрость, любовь, святость, осознанность, благородство (**саттва**);

– активность, действенность, противоречивость, конфликтность, агрессивность, предприимчивость (**раджас**);

– инертность, темнота, лень, тупость, безразличие, заблуждение, невежество, бездеятельность (**тамас**).

В каждом из нас эти качества присутствуют в той или иной степени.

Задача духовных искателей, как минимум, всем своим существом стремиться к **саттве**, чистоте восприятия мира и избавлению от эгоизма и невежества, овладению осознанной жизнью. Но, в определённое время даже это состояние **саттвы** будет являться сдерживающим фактором на пути к Истинной Свободе! Обязательно настанет момент, когда мы вырвемся за пределы этих ограничений трёх **гун** и войдем в четвертое состояние сознания за пределами двойственности и единения с Богом. Это просветленное состояние сознания, является выходом из обычного человеческого восприятия реальности в истинно свободное и осознанное, игровое божественное состояние-видение (**турия**). Мудрецы утверждают, что только с этого момента и начинается настоящая Жизнь!

Бхакти можно воспевать бесконечно! Однако, пропустить эту беспредельную Любовь и Веру, Преданность и Служение через себя, своё сердце и осуществить в жизни – далеко не просто. Это один из первых и заключительных шагов на пути к великой Свободе. Мы все живём надеждами на лучшее будущее, мало осознаём ценность настоящего момента. Не каждый из нас понимает, что же мы принимаем за «лучшее». С этими вопросами желательно разобраться.

ПЕРВЫЕ ПРОЗРЕНИЯ

Мой личный опыт великого восхождения **бхакти** начался с потери нерожденного ребёнка в 19 лет. Это так сильно на меня повлияло , что иной дороги, как только уверовать в Бога у меня и не было…

Почему нам всегда необходима какая-то глубокая встряска для того, чтобы начать поиск? Почему мы так глухи и слепы, опьянены своей молодостью и относительной силой, что только после трагедии или драмы, устремляем свой взор к Господу?

Я стала понимать, что человеческие существа очень упрямы, слепы и глухи, когда их жизнь протекает относительно хорошо, но встреча с «торнадо» на жизненном пути даёт возможность человеку изменить свой привычный взгляд на себя и жизнь в целом.

Мои молитвы и искренние призывы были услышаны! Спустя год я родила здорового и прекрасного сына, и моя вера стала укрепляться и расти. Но всё это пока были поверхностные и импульсивные моменты восприятия Бога. Интуитивно душа стремилась к Господу, но жизнь с её бурным течением забирала большую часть времени моих мыслей и сил. Более глубоким опытам ещё предстояло себя проявить…

Святой мудрец **Санаткумара** (один из четырёх **кумар**, сынов бога **Брахмы**), обучая другого мудреца Нараду, так наставляет его в «*Санаткумара Самхите*»:

«Изначально, о Нарада, ты – частица блаженства. Несмотря на то, что ты заблудился в джунглях бытия, часть тебя, по-прежнему остаётся счастливой. Она зовёт тебя отыскать путь к внутреннему безграничному блаженству и соединиться с ним.

Это побуждение достичь счастья неотступно следует за нами, чем бы мы себя ни занимали. Однако обаяние и искушение мирских объектов столь велико, что мы отправляемся на поиски счастья не внутри себя, а вовне. Не находя его и пытаясь избавиться от гнетущей душевной опустошённости, удваиваем свои усилия в этой погоне за внешним.

Поначалу, нас ещё согревает свет надежды, и мы радостно устремляемся навстречу призраку счастья. Упорно и настойчиво трудимся, надеясь обрести его вместе с желанным объектом. Но как только цель достигнута, ощущение счастья тускнеет. Снова и снова приходит неудовлетворение, и поиски начинаются сначала. Гоняясь за иллюзорной надеждой, мы без конца пытаемся найти счастье во внешнем мире.

Каждая неудача – это урок, который показывает: во внешнем мире нет, и не может быть истинного счастья. Но, увы, мы слишком сильно сомневаемся в ценности невидимого внутреннего царства, слишком боимся утратить интерес к внешнему миру… Страх и счастье, не могут существовать вместе. Пока у тебя, Нарада, нет опыта переживания истинного счастья, нужно поверить опыту мудрецов и свидетельствам священных писаний. Так можно обрести бесстрашие.

Это называется «утвердиться в вере». Пока ты не познаешь истину на собственном опыте, вера будет единственной силой, способной ослабить оковы привязанности к мирским удовольствиям. Вера – это само по себе высокое знание. Только она наполнит тебя бесстрашием, с которым ты преодолеешь влечение к фальшивому блеску мира и откроешь истину там, где нет ограничений».

ДУХОВНОЕ СЕРДЦЕ

В **бхакти** мы приобретаем чистоту ума, души и сознания. Постепенно, раскрывая духовное сердце, углубляется вера и желание отдавать, делиться, оберегать. Здесь также существуют свои этапы и преодоления.

Редкий человек рождается с великой преданностью и верой в Господа и доверием к самой Жизни. В основном, всем нам необходимо обучаться и углублять понимание веры, расширять сознание и обретать глубокое осознание существования в наших телах.

Очень сложно бороться с собой и подчинять, перенаправлять энергию и мысли в правильное русло. А ещё сложней, сразу ухватить невидимую нить бессознательного блуждания ума и вернуться к осознанности.

Не редкость видеть и ощущать негатив во внешнем мире по отношению к кому-то или чему-то, а иногда чувствовать это и по отношению к себе. Зачастую, мы бываем чем- то недовольны и неудовлетворенны, озабоченны или расстроены. Но мир – это всего лишь зеркало, отражение наших поступков, ума и желаний, тенденций (**васан**) и отпечатков прошлых предпочтений (**самскар**).

Время шло, и постепенно приходило осознание того, что мне просто необходимо изменить своё собственное мышление, поменять вектор своего восприятия. Повернуть свет сознания в иную, благую сторону, внутрь самой себя, и научиться доверять потоку божественного и интуиции. На помощь пришла вера и глубокая убеждённость, которая раскрыла нескончаемый потенциал моего сердца.

Свами Вивекананда так определяет преданность : «**Бхакти** – это цепочка ментальных усилий, направленных на духовную реализацию , которая начинается с простого поклонения Богу , а заканчивается любовью высочайшей силы, обращенной к **Ишваре** (Тот, из которого происходят рождение, сохранение и разрушение вселенной)».

Бхакти – это ежеминутная практика осознанности. Всё что проходит через наши органы восприятия, мы можем рассматривать как божественный поток Света, который нас либо чему- то обучает, либо любовно играет с нами. Через эту практику в нас распускается великий цветок Любви и Преданности, уходят сомнения и страхи, мы насыщаем себя высокими вибрациями. На смену нашей ограниченности, невежеству и неверию, приходят спокойствие, тишина и умиротворение. Будучи умиротворенными умом и сердцем, все наши проблемы и вопросы разрешаются сами собой. Спокойствие – это самая великая сила, божественное качество, милость , дарованная нам за осознанное бытие. Мы получаем дар быть самими собой, а не теми масками, которые по привычке надеваем каждое утро, даже не замечая этого. Мы так срастаемся с собственным телом и мыслями о себе , что перестаём спонтанно отзываться на вызовы или игру природы. Возвращение своей индивидуальности – незабываемый опыт, благодаря которому, нам не нужно постоянно доказывать своё существование и право на жизнь, требуя к себе бесконечного внимания. Именно в спокойном состоянии ума чувствуешь, кто ты есть на самом деле. Уходит **карма**, растворяются все негативизмы и эго, все претензии к миру, родственникам, близким, к тем, кого мы считаем своими неприятелями. Всё меньше становятся наши желания, изменяется круг нашего общения. В нас начинает расти и расширяться внутреннее пространство, тишина и спокойствие ума. Мы становимся более целостными и опустошаем себя от суеты и изменяющихся устоев этого преходящего мира.

В пустотном состоянии сознания мы приобретаем огромную силу. Ничто и никто не может повлиять на нас, на наше видение и решения.

Будь самим собой, найди свой Источник, и ты будешь свободен от бесконечного давления своих иллюзорных желаний, социума и представлений о мире. Через внешнее,- мы приходим к внутреннему, а через внутреннее , – к внешнему, так как абсолютно все исходит из нас, из нашего собственного центра!

Вы видите Божество, ощущаете высокие вибрации, но на самом деле вы и Божество – одно. Вы едины с вашим Божеством. Чувствуйте Божество своим духовным сердцем, ощущайте Его всей своей сутью!

Мудрецы говорят, что духовное сердце находится с правой стороны, на два пальца от центра груди. Пока мы думаем что мы – тело, то представляем себе в правой стороне груди духовное сердце, его вибрации, его жизнь.

Когда мы научимся любить Бога больше чем себя, когда мы ежесекно сможем восхищаться Им, пребывая в Его лоне, доверять Ему как самому дорогому и близкому другу, только тогда мы сможем пережить то, что ВСЁ свято!

Бхакти – есть сдача, тотальное отпускание. Вы настолько доверяете Богу, что отдаетесь полностью в Его руки.

Поначалу уму будет страшно... Как можно все отпустить? Все ситуации, все действия, все интеллектуальные представления о том, как надо жить и выглядеть. Все концепции, на которых паразитировал ум так долго, что мы и позабыли об изначальном блаженстве и естественном бытии? Но, чем больше мы отпускаем и вверяем себя искомому, доверяем высшей силе, тем больше благости приходит в нашу жизнь. Доверие – есть глубочайшая вера и приятие. Чтобы ни происходило, ты принимаешь всё распахнутым состоянием сознания, с огромной любовью и благодарностью. Эта благость не всегда связана с приобретением, возможно даже она будет связана с потерями... Это также предстоит переосмыслить и провести глубокий анализ. Переосмыслить то, что же такое для нас Высшее, Божественное, Искомое? Что такое Благо? Находится ЭТО где-то далеко от меня или исходит непосредственно из меня?

Когда же Божественность войдёт естественно и гармонично, будет понятно и ощутимо, что эта сила едина с нами самими, что она никогда не была отделена и никогда нас не покидала. Именно она поведет нас своими таинственными путями в центр Бытия, Мудрости и Блаженства.

Наше заблуждение сделало нас далекими от этой силы. Придётся знакомиться с ней заново.

МИСТИЧЕСКИЕ ОПЫТЫ

Мир не таков, каким кажется. Многие знания в эпоху **Кали–юги** либо скрыты, либо не воспринимаются отвлеченными умами. Но через **бхакти**, мы можем прочувствовать на собственном опыте, что значит Божественная Благодать, что такое истинное Блаженство и Любовь, что значит истинная Преданность и Вера.

Мистические опыты, состояния экстаза не то, к чему надо стремиться, но все же эти моменты в преклонении перед Высшим дают нам понимание того, что мы на верном пути. Эти состояния изменённого сознания (точки сборки) будут проявляться так или иначе через всю нашу жизнь. Со временем, они станут более утончёнными и глубокими.

На моём Пути было достаточно опытов встреч с потусторонним. Самый первый и, конечно, незабываемый опыт,- это когда в свои десять лет я остро почувствовала смерть дедушки. Сразу предупредив учителей в школе, я поехала к нему домой, не понимая точно, что делаю и зачем. Звонила родным, но телефон молчал, а я просто доверилась чувству и действовала вопреки здравому смыслу!

Поднимаясь по лестнице на третий этаж, увидела спускающегося отца, шедшего со своим другом.

Он спросил меня, как я узнала о смерти деда, но мне нечего было ответить. Я просто знала, и всё! Мама, была очень удивлена моему неожиданному появлению в квартире дедушки. Ведь мне было всего десять лет!

На похороны я так и не смогла пойти. Стоя в пустой комнате с умершим любимым человеком, маленькая девочка познавала смерть. Потом я слегла на два дня со страшной мигренью. Видела необычный сон, в котором дед зовёт меня с собой. Он ехал по эскалатору в метро вниз, а я поднималась вверх по другой стороне. Помахав друг другу рукой, каждый из нас пошёл своей дорогой.

Последующие опыты были связаны с видением иных божественных миров, а также самой себя в виде божества. В разное время и при разных обстоятельствах.

То урбанистические **локи** (измерения), где я выступала в виде архитектора летательного межгалактического аппарата простирающегося на тысячи километров. То миры гигантских богов в неописуемой обстановке красоты и изысканности. Были и видения себя, как единственной обладательницы данного измерения на звёздном небосклоне, одним взмахом ресниц которая, создавала миры. Эти непередаваемые ощущения изменяли моё сознание, но всё-таки, не давали глубины истинного познания себя. Интуиция росла, изменяя поле моего видения, сознание расширялось, укрепляя веру и силу духа. Такие опыты очень важны на пути искателя, но истинное преображение требует большей отдачи в поведении и самоанализе. Я понимала, что мне необходимо уделять больше времени очищению и накоплению энергии, углублять знания и преданность.

ПРЕДАННОСТЬ

Продвигаясь дальше на духовном пути, мы приходим к открытию в себе целой божественной вселенной, и наше сознание абсолютно меняется! Это происходит естественно и гармонично. Просто изменяется наше восприятие, видение жизни и себя, мы меняем акценты, наблюдая те же события что и раньше, но уже с иной позиции, позиции чистоты, святости и глубокого проникновения-видения. Через сдачу, поклонение и любовь в нас открываются величайшие знания и мудрость. Это очень глубокая практика.

Раскрыть свое сердце поможет замечательная медитация четырёх бесконечных состояний **Брахмана** (Любовь, Сострадание, Равностность, Блаженство). От пяти минут до часа, сосредоточившись на сердце, мы испускаем потоки бесконечной любви, уделяя равное внимание всем четырем состояниям. Эта простая медитация-сосредоточение, восстановит в нас баланс, гармонию с самим собой и миром.

Переживая Бога всей своей сутью, с нами происходит метаморфоза, мистическое преображение, можно сказать перерождение наших сердец и умов. Нам открывается тайна существования!

С санскрита переведено много книг о **бхакти** написанных замечательными Мастерами, мы слушаем **Сатсанги** и встречаемся с Учителями сегодняшнего дня и прошлых лет, передающими нам великие знания. Теперь, пришло время самим испытать на себе волшебство очищенного восприятия и привнести это восприятие в свою жизнь.

Конечно, преданность не рождается сразу. Научиться видению и проницательности непростая задача духовного искателя.

Что заставляет нас идти в храмы и поклоняться? Искать духовных учителей?

Что призывает нас к поиску?

Почему когда мы оказываемся в сложных жизненных ситуациях, только тогда в нас просыпается необходимость получить ответы на наши стенания? Мы торопимся на поиски и стараемся познать, что есть эта Сила, которая защитит и все исправит. Где она находится? Как к ней обращаться? Как с Ней взаимодействовать?

Мудрецы описывают преданность двух видов:

1. Преданность Богу для решения своих личных задач.

2. Преданность, как отказ от личного; преклонение и служение высшему, божественному.

Конечно, первый путь самый простой и можно сказать примитивный. Это как бы начальная, зачаточная стадия, движущая человека к Богу.

Второй путь – путь осознанного стремления повзрослевшей Души. И только этот Путь приводит искателя к полному удовлетворению и радости.

Порою, длинный путь к самореализации лежит через нужду. Нужду нашего тела, хорошей работы, отношений, любви к противоположному полу и так далее. Всех нужд не перечислить….Мы обращаемся с просьбами к Богу и думаем, что это решит наши проблемы. Но проблемы только нарастают, как снежный ком. Мы начинаем задумываться. Даже когда неожиданным образом все разрешается, как нам кажется, в нашу пользу, жизнь преподносит следующий урок или новую проблему, сталкивая нас лицом к лицу с кармическими реалиями.

В дуальном мире это неизбежно. Но у мыслящего человека, духовного искателя, изменяется вектор желаний и просьб.

Пожалуй, самой сложной задачей для человека является низвержение эго, полная сдача своих полномочий и служение Высшей Силе. Для этого необходима очень сильная вера, осознанность и открытое сердце.

В обывательском мире нигде мы не сможем получить эти великие знания. Нам надо обратиться к своему сердцу, интуиции и тогда будет возможным воплотить в жизнь то, что скрыто от внешних глаз.

Конечно, на нашей земле появляются великие люди, с самого рождения имеющие необыкновенные качества веры и преданности, служения и почитания Высшему. Но многим из нас придется этому обучаться постепенно и целенаправленно .

Встреча с Мастером, Учителем, Гуру – очень облегчит эту задачу, так как **Гуру-йога** это также путь почитания и служения, веры и великой любви к своему наставнику. Через **Гуру-йогу**, через живое воплощение божественного в своём Учителе, нам намного легче понять и осуществить духовный путь **бхакти** – служения и трепетного почитания Гуру в качестве Божества!

«Кто обладает совершенствами, и хочет познать сущность Атмана (Бога), тот, пусть приблизится к мудрому учителю (к Высшему Атману), от которого идёт освобождение; к учителю, полному мудрости и совершенства, не мучимому похотями, в действительности знающему Вечного, нашедшему покой в Вечном, и живущему в мире с самим собою, как огонь ничего не пожирающий; к учи-

телю – который друг всего живого». Так говорит Шанкарачарья в «*Вивекачудомани*».

Преданность – это когда ты простираешься у стоп Мастера, служишь Ему с верой и глубочайшей любовью. Тогда тебя оставляют все дела и заботы, все злоключения этого мира и собственного необузданного ума.

«Кто с преданностью служит такому учителю и стремится к вечному, тот найдет небо (гармонию) и познание своего Атмана»
— *Шанкарачарья,*
«Вивекачудомани».

Бхакти йога – это один из основных четырёх путей йоги (**карма, бхакти, раджа, джняна йоги**).

Святое писание «*Бхагавад Гита*» (Песнь Господня), оценивает **бхакти йогу** выше трех других видов йоги (**карма, раджа, джняни йога**).

«То – царственная Наука, царственная Тайна, высочайший Очиститель; интуицией познаваемая, по мере возрастания праведности, она легко выполняется, сохраняясь навсегда».
(Беседа девятая, 2)

«Мною – в Моём не проявленном виде – проникнут весь этот мир; все существа имеют корень во Мне, но Я не имею корня в них. (4)

«Но и не во Мне корень всех существ; воззри на Мою Божественную Йогу! Поддерживая все существа, но не имея корня в них, моё Я составляет их производящую Причину». (5)

«На Меня устремляй свой ум; будь предан Мне; жертвуй Мне; поклоняйся мне; достигнув таким образом гармонии с Высшим Я, ты придёшь ко Мне, во Мне познав свою высшую Цель». (34)

Так Господь Кришна обучает великого воина Арджуну на поле боя Курукшетра.

Медитацией проникнув в суть изречений *«Бхагавад Гиты»*, требуются годы направления своей мысли и анализа. В этом нам помогут методы **бхакти йоги**.

МЕТОДЫ БХАКТИ

Существует девять классических методов **бхакти**. Это методы сосредоточения на Боге.

Целью любого из этих методов является слияние поклоняющегося с Тем, кому он поклоняется и самого поклонения в единое целое. Растворение в Океане Любви. Исчезновение эго служителя в Том, кому он служит, через службу.

1. **Шравана** – или слушание гимнов славы Господней.

2. **Киртана** – воспевание Его имени.

3. **Смарана** – постоянное памятование о Боге.

4. **Падасевана** – служение Его стопам либо через ритуальное поклонение, либо через служение Гуру или родителям, стране или человечеству.

5. **Арчана** – подношение различных даров.

6. **Вандана** – склонение перед Божеством и всеми Его проявлениями.

7. **Дасья** – отношение преданного Богу, как отношения слуги к хозяину.

8. **Сакхья** – отношение к Богу, как к самому лучшему другу.

9. **Атма-ниведана** – это абсолютное, безграничное, преданное служение Господу.

На каждом из этих методов мне хотелось бы остановиться и проанализировать его.

Все эти методы воспитывают нас в духе служения и поклонения божественному. Нам требуется немало времени, чтобы это состояние вошло в нас, как естественная и неотъемлемая часть нас самих и смысла жизни. Но какая же благодать и умиротворение снисходят, когда мы постигаем истинную суть Веры и Служения!

Если ты отдашь свой ум, своё эго Высшей Силе, Она позаботится о тебе.

Так говорят все Учителя человечества. Мы не можем и шага ступить по собственной воле, так что нужно просто отдаться Тому Единому, который знает, что должно быть сделано.

Метод 1. Шравана –
или слушание гимнов Славы Господней.

Когда наше внимание и концентрация мысли направлены на восприятие Бога через **Сатсанг** (встреча с мудростью); через истории о святых, мудрецах, богах; через знакомство с Учением, и так далее.

Так зарождается интерес к постижению Высшего Начала, и воспитывается привычка связи с высшим, божественным. Нам все чаще и больше требуется слушать и пропитывать себя высокими вибрациями.

Метод 2. Киртана –
или воспевание имени Господа.

Через воспевание имени Господа, в нас повышаются и очищаются вибрации соединения с Беспредельным.

Чем чаще мы участвуем в песнопениях, киртанах, тем больше распахиваются наши сердца. Появляется божественный экстаз, и мы входим в открывающиеся ворота высших инстанций. В душе ликуют радость и счастье. Ум отключается от мирской суеты и входит в измерения, ранее не доступные для него. Пойте чаще, когда вы одни или в группе соратников, пойте и отдавайтесь полностью этому чувству. Вы будете чувствовать, как возноситесь в иные миры.

Метод 3. Смарана –
или постоянное памятование Господа.

Все, чем бы вы ни занимались, о чем бы ни размышляли в своей жизни, посвятите это Богу. Проснувшись утром, вспомните о божественном даре жизни! Засыпая, поблагодарите за день, что был вам дан, что вы могли делиться и проявлять в мир свои желания. В течение дня памятуйте в каждом действии о Боге. Благодарите за пищу, за семью, за любимых и за врагов, за силы и память которые вам даны, за тело, ум – за всё! В тайне души своей, чтобы никто не знал об этой нерушимой связи с Богом. Очень интимно и просто.

Со временем это станет привычным. Не теряйте внутреннего волшебства и святости общения с Господом. Не превращайте эту связь в формальность, обязанность или демонстрацию своей набожности. Нет, это совсем не так.

Проникнитесь огромной любовью к Богу, и все будет свершаться само собой.

Метод 4. Падасевана –
или ритуальное поклонение, служение стопам Господа.

Служение Богу проявляет себя через различные аспекты нашего бытия.

Этот мир – игра различных энергий. Наши мысли и ум всегда нас куда-то влекут, заставляют что-то делать. Лучшее что мы в состоянии провести сквозь всю нашу жизнь – это любую работу превратить в служение Господу.

Чем бы мы ни занимались, все плоды нашего труда нужно посвятить Богу. К Его ногам принести все завершённые и незавершённые дела. И как бы ритуально исполнять любые свои обязанности. Это совсем не трудно. Наоборот, это очень возвышенно и прекрасно! Любая мелочь в наших руках будет приобретать иной оттенок, иной окрас. Все обязанности станут в радость и изменения в жизни не замедлят себя проявить в лучшую сторону.

Конечно, это касается и отведения в своём доме места под алтарь. Это очень важно. Место, где вы будете молиться, медитировать, заниматься духовными практиками. Нам необходимо оборудовать интимное место в доме, квартире, даже на рабочем столе. У кого как получится. Важна связь, и эта связь будет расти, и укрепляться в душе, в сердце, уме, – через внешние атрибуты к внутренним прозрениям и умиротворению.

Конечно, решение посвятить себя служению Гуру – это наивысочайшее решение жизни. Через такое служение мы служим Господу в чистом виде.

Об этом мы ещё отдельно поговорим в этой книге.

Служение родителям, стране, человечеству – это не просто. Но, помня, что все свои действия мы отдаём Господу, в нас зарождается иное состояние сознания, и наше служение приобретает сакральный характер. Это не случается сразу и бесповоротно.

Но настойчивость в воспитании ума к такому отношению дел изменяет, как нас самих, так и сами дела. В этом заключена великая тайна!

Метод 5. Арчана –
или подношение даров.

Можно физически приносить дары в храмы, монастыри, Гуру, святым, Учителям, монахам, в качестве пожертвований денежных эквивалентов или фруктов, цветов, благовоний, одежд и так далее. Возможно, плоды ваших действий отдавать ментально Господу, ничего не присваивая себе – это следующая ступень **Арчаны**.

Отдавая что-то бедным, родственникам, знакомым и не знакомым людям, делясь с миром даже своей радостью и болью, мы мысленно преподносим всё это к стопам Господа. Все физические и ментальные подношения Богу являются **Арчаной**.

Метод 6. Вандана –
*или склонение
перед Божеством
и всеми Его проявлениями.*

Мир, в котором мы живём, является огромной физической **Мандалой Ишвары** (физическая вселенная исходящая из божественного источника).

Здесь господствуют Его Закон и Его Сила.

Мы находимся в подчиненном положении кармических существ, на которых эти Законы распространяются. Признание Великой, Всепроникающей Силы и понимание того, как Она действует, помня об этом постоянно, мы уже соединяем себя с Ней. Действуя и мысля в соответствии с этими законами, мы преклоняемся и восхищаемся этой невероятной Силой. Она проявлена во всем сущем, от травинки до человека. Эта сила и в божественном, и в противоположном божественному. Ею пронизано абсолютно всё!

Как говорил святой Рамакришна, если видишь сильного дикого зверя, даже если этот зверь сидит в человеке, кланяйся ему на расстоянии. Он имел ввиду, что даже в противоположном божественному, во всем живом есть искра Господа, просто эта искра в них стала тусклой и не проявленной.

Мир свят по своей сути, но эта святость проявляется только для тех, кто сам чист душой и сердцем, кто видит это Божественное проявление сути мира!

К такому видению нелегко прийти, видя горе и страдание, болезни и смерть, жестокое обращение человека к человеку и планете в целом. Но, человек духовный, рано или поздно прозревает, и его взгляд на вещи меняется.

Мир – отражение наших собственных мыслей и поступков. Проявление уважения и святое отношение, преклонение перед божеством – это начало такого изменения!

Преклоняйте колена не только в храмах, все сущее – есть тело **Брахмана**! Осознание этого подведет нас к следующей духовной ступени на нашем пути – Пути Духа!

Метод 7. Дасья –
*или отношение к Богу
как слуги к хозяину.*

Мы все без исключения находимся в этом мире временно и служим кому-то или чему-то. Стоит серьёзно задуматься, каким силам мы служим, на кого работаем – это глубокий аналитический труд. Зачастую, мы активно служим своему эго или работодателю. Чем нам надо заплатить и что отдать тому, чему мы служим? А, как правило, мы отдаём своё время и жизни.

Смысл жизни человека и истинное счастье заключается в служении Господу.

Только это оправдывает его существование, убирает все препятствия и гонку ума. Если изначально выяснить для себя свое подчиненное положение пред Богом, понимание как лучше Ему служить, все встаёт на свои рельсы.

Через это понимание и служение в нас воспитывается скромность, сдержанность, выносливость, выявляются наши лучшие качества, таланты, и мы реально становимся полезными мирозданию.

В служении (**севе**) божественному, мы приобретаем невероятный опыт и понимание того, что действие, направленное на благо, растворяет нашу неблагоприятную карму, и мы, как бы сливаемся в момент служения с Высшим. Это сознание внутри нас действует не действуя.

Это величайшая сила по очищению наших умов в правильном и необходимом для нас направлении.

Метод 8. Сакхья –
*или отношение к Богу
как к самому лучшему другу.*

Прекрасный метод для уничтожения страха и ложного стеснения, комплексов и фанатизма, суеверий и предвзятого отношения к самой Вере!

Бога не надо бояться, Ему нужно довериться, любить и служить, как самому близкому существу, самому родному другу. Такое отношение, принесёт огромное исцеление наших сердец, умов и душ.

Поверяйте Господу все помыслы, разделяйте с Ним всю радость и боль жизни, уповайте на Него, слушайте Его тихий голос, прислушивайтесь к Его наставлениям и указаниям на всех перекрёстках своего Пути!

Пусть Он является вашей Путеводной Звездой и лучшим Другом! Мир изменится, вы начнете принимать всё, что приходит в вашу жизнь с пониманием, спокойствием и осознанием. Это один из самых приятных и замечательных методов приятия Жизни такой, какая она есть!

Метод 9. Атма-ниведана –
*или абсолютное,
безграничное служение
Господу.*

Этот метод – посвящение всей своей жизни только Богу. Выбор всегда за нами и это не значит, что необходимо уйти в монашество или стать отшельником. Путей преданного служения Господу великое множество. Иногда мы не можем выбирать – сама жизнь выбирает за нас, наша карма в этом воплощении ведёт нас той или иной дорогой.

Главное, почувствовать сильное, необратимое желание все отдать в руки Бога, свои действия, мысли, желания, надежды, упования и стремления.

Это не из лёгких путей. Это – Путь зрелого существа, который прошёл уже много испытаний в предыдущих воплощениях, прожил много разных жизней, пропустил через себя взлёты и падения, жизнь и смерть, познал радость и горе мирской жизни и понял, осознал значение Бога в своей судьбе, жизни и пути. Мы все, рано или поздно придём к посвящению и вверению своих жизней Господу. Только это станет великим смыслом и счастьем нашего бытия. Для такой самоотдачи требуется время, глубокие размышления и труд. Духовная работа в каждом воплощении приведет нас на этот Путь – Путь самореализации. Через полную отдачу себя, очищению своего эго, отпусканию ложных желаний, мы придем к реализации Абсолютной Божественности и сольемся с **Брахманом**. Это неизбежно. Другой дороги нет. Капля сольётся с Океаном.

Все эти методы замечательные. На каждом этапе жизни мы можем реализовать какой-то один из них или несколько методов сразу. Все зависит только от нас, наших возможностей, стремлений и опыта.

В служении Господу сокрыта величайшая сила, в самоотдаче – тайна и радость самого бытия. Пока мы находимся в наших телах, у нас есть возможность осуществить этот прорыв в глубины божественного источника, добраться до самых потаенных мест своего естества и повести за собой родственные души. Что может быть прекрасней и важней?

В *Нарада сутрах* так определяется **бхакти**:

«Бхакти есть сильная любовь к Богу. Когда человек обретает её, он любит все, он не знает ненависти, он постоянно удовлетворён…. Такая любовь не может быть низведена до устремлённости к земным целям».

Истинная **бхакти** – это почитание Ишвары, и никого другого. Почитание предков или небожителей к **бхакти** отношения иметь не может. Так говорит Вивекананда.

Но самое важное во всем этом – полное изменение и перестроение нашего восприятия мира.

Бхакти – есть мать мудрости! В Любви и преданности зарождается **Великая Джняни** (Мудрость). А джняни – это уже следующий этап в эволюции наших душ, нашего сознания. Великое Знание – Мудрость! Соединение **бхакти** и **джняни** даёт мощный толчок в недра внутренней вселенной человека. Но об этом в следующих книгах…

Сегодня мы говорим о мощном толчке под названием вера, служение, истинное поклонение.

КОРЕННОЙ ГУРУ

Мне бы хотелось отдельно поговорить о преданности и служении своему коренному Учителю, Гуру.

В «Шри Гуру Гите» сказано:

«Божественный образ Шри Гуру – нектар для тех, чьи глаза обладают проницательностью. Те же, кто, к несчастью, не могут воспринять его, подобны слепцам, не могущим увидеть восход солнца». (49)

«Я склоняюсь перед Гуру, сущим Браманом, вечным и пречистым. Он вне осознания, не имеет образа и незапятнан. Он есть вечное знание, сознание и блаженство». (90)

«Воистину, Гуру – это вся вселенная, состоящая из Брахмы, Вишну и Шивы. Нет никого превыше Гуру. Потому поклоняйся Гуру». (80)

В этом диалоге, поучении между **Шивой** и **Парвати** – вся суть бытия. Стремление найти Учителя, Гуру, который направляет, очищает и обучает – это огромный шаг в жизни каждого человека, в его судьбе. Воистину, настоящие счастливцы те, у кого есть связь с Учителем через прошлые воплощения. Но и для новичков стремление к поиску своего Наставника – великое дело жизни.

Без Учителя мы сухие листки, гонимые ветром кармы через многие и многие воплощения. Но, с приходом Гуру, все становится на свои места. Мы постепенно получаем ответы на все волнующие нас вопросы, как жизни тела, так и Духа.

Основываясь на собственном примере, могу сказать, что Сила и Мудрость моего коренного Гуруджи Свами Вишнудевананда Гири, полностью изменила моё мировоззрение, укрепила во мне веру, силу и развила те способности, которых я в себе и не предполагала. Его милостью расширилось сознание и осознание моего Пути, Пути Духа, Пути Сердца и глубин Высшего Знания Истинного «Я».

Драгоценный Мастер обучает великому погружению в **Шравану**, **Манану** и **Нидидхьясану**.

Шравана – есть постоянное слушание о Боге, Его качествах, деяниях и величии.

Манана – это размышление, анализ, углубленное понимание божественного в себе, мире, за пределами ограничений.

Нидидхьясана – это погружение, практика, медитация, **самадхи**. Это переживание Бога в себе и расширение границ Связи и растворения в Боге.

Так происходит слияние твоего Я, Гуру и Бога. Всё становится единым целым . Уже нет ни тебя , ни Мастера , ни Бога!

Одно! Оно! То, что не выразить ни словом, ни умом. Только молчание (**мауна**), находит ответ ….

Благодарю Господа за нашу встречу! За те Знания и Учение, которые теперь мне доступны, как ученице Великого Мастера. Спасибо за благословения и передачи, за бесконечную любовь и терпение Гуруджи.

Встреча с Учителем – это благословение Высших Сил. И, если у вас пока нет Наставника, призывайте Его всем своим сердцем. Ваше намерение обязательно будет услышано и исполнено!

Учитель, Мастер, Гуру – это целая вселенная, приобщиться к которой нам поможет наша интуиция! Гуру – это вы же сами в будущем. В настоящем – когда внемлите ему на **Сатсангах** и проникаетесь ароматом высших сфер, которые Он, пропуская через Себя, доносит до своих учеников. Приходя к Гуру, опустошите свой ум полностью, чтобы воспринять ту атмосферу и знания, живым воплощением которых является Учитель.

Но, нахождение у ног Мастера – это также и великое испытание веры, чистоты, признание своих ограничений, выход за их пределы, ответственность, и многое другое. Выбранный Путь – это преодоление, порою через боль, через осознанные и принятые на себя страдания тела, отстранение от эго, бесстрашие, борьба с ленью и невежеством. Для всего этого нам нужен характер, воспитание в себе отрешённости и силы воина. Здесь Вера проявит себя в полную силу. Без качеств **бхакты** нам не обойтись.

Бхакти – это сладость, нектар, **амрита,** пропитывающая все наше естество и дарящая навечно блаженство и бессмертие! Великую Силу **бхакти** предстоит открыть каждому из нас! Да благословит нас Господь на этом Пути!

МАНИФЕСТАЦИЯ БХАКТИ В ОБЫЧНОЙ ЖИЗНИ

Ещё одна тема, которую мне хотелось бы затронуть, это тема милосердия, сострадания, служения и помощи своим близким и знакомым, тем, кто входит в круг нашей жизни. Это на сегодняшний момент, как мне кажется, очень актуально. На эти вопросы, каждый из нас ответит индивидуально.

Как отличить фанатические обязанности по отношению к нашей семье, обществу, вообще своему окружению и реальную, необходимую помощь и сострадание? Как не перепутать набожность, формальную молитву и фанатичное биение челом, с чутким нисхождением божественного в себе? Как сбалансировать свои собственные возможности и необходимость правильных и мудрых действий? Как не сделать своим вниманием и «помощью», человека слабым и ни на что не способным, а только подтолкнуть его приобрести силы и уверенность в своей жизни? Как научиться быть любящим, терпеливым и выносливым, одновременно не ставя человека, которому помогаешь, в зависимость от твоей помощи? Как не выставлять и не раздувать эго, помогая другим? Как самим не попасть в зависимость от собственной помощи?

Эти вопросы жизни и деятельности людей также касаются **бхакти**. Здесь важно тонкое понимание, видение и осознание. Конечно, истинное различение, что временно, что вечно; что истинно, что ложно (**вивека**), очень поможет на пути сострадания и милосердия. Это достаточно тонкая грань.

Зачастую, в этих вопросах мы плохо разбираемся, и происходит это от того, что мы плохо себя знаем и мало доверяем жизни и божественному проведению. Существует множество примеров того, как человек вызволяя кого-то из беды, сам туда же и попадает. Или, его эго так раздувается, что вместо помощи, он начинает унижать или что-то требовать в свою пользу от того, кому помогал. Например, мы отдаём последние силы и наши финансы своим детям, которые не понимают реальной ценности таких жертв и принимают как должное, как обязанность по отношению к ним такое наше поведение.

Не хочу затрагивать тему воспитания, но правильное восприятие действительной ситуации нам необходимо научиться осознавать и уметь переключаться.

ЗАКЛЮЧЕНИЕ

В относительной реальности много проблем разного характера. Но, когда мы перестаём ассоциировать себя только с материальным аспектом проявленной вселенной, приходят мудрые решения и жизнь наполняется ароматом многогранности. Так как же соединить божественное с человеческим, тонкое с грубым, возвышенное с земным? В первую очередь – правильное направление мыслей и помыслов; сила намерения (**санкальпа**); воля (**иччха шакти**) и правильное различение (**вивека**).

Подводя итог всему вышесказанному, – все методы, размышления, опыты, приводят нас к внутренней радости и наполненности огромным счастьем. Оно различается осознанием Бога внутри каждого из нас. Это благодаря Богу мы живём, размышляем, творим, существуем. Без Бога – нет полноты, и не может быть блаженства. Мы можем создать себе удобства, играться иллюзорными представлениями, наслаждаться сиюминутными радостями. Однако, **сансара**, время, поглощает всё и вся оставляя лишь разочарования и немощь. Только сила веры и внутренняя божественность приносит удовлетворение и покой, внутреннюю тишину. Не стоит постоянно бороться и сопротивляться миру, ситуациям. Всё происходит во благо. Достаточно отпустить, принять, отрешиться, расширить и углубить свои знания, чистое видение, интуицию, доверие и понимание сути бытия.

Важно осознать, что когда мы проявляем милосердие, сострадание, отзывчивость, – мы являемся просто сосудами, через которые божественная энергия манифестирует себя. Это не наше личное, это Вселенское! Тогда эти действия приобретут иной окрас, совсем другое восприятие и видение. Плодом таких манифестаций станет наше просветление и правильная помощь себе и всему сущему. Отстранение от «самости», пропускание через себя божественной вибрации, осознание своих ограниченных возможностей, как человеческих существ, безмятежное доверие Господу в Его неограниченных проявлениях – это решение для многих и многих задач сегодняшнего дня и будущих воплощений. Не переоценить и недооценить свои личные способности тоже очень важно.

Понимание того, как сгармонизировать действие и молитву, любовь, открытость и восприимчивость сердца, прямое видение и разумное принятие решений – составит благополучную и счастливую жизнь как для нас самих, так и для нашего окружения. Истинная Вера – есть доверие и принятие.

Пусть жизнь каждого духовного искателя преобразится и ведет по пути высоких вибраций. Чтобы ни происходило – верьте, любите, дарите свет, служите вашему окружению, Гуру, Санхге, с терпением и пониманием. Будьте щедрыми на эти проявления вашей истинной сути!

Желаю всем радости, наполненной жизни и успехов на духовном пути!

Ом Ом Ом
Накшатрамала

ОТ АВТОРА

Свой первый опыт йоги я получила в 1999 году переехав жить из Москвы в Соединённые Штаты Америки. Наставником на Пути, стал человек, который имел за плечами 25 летний стаж **раджа** и **кундалини йоги**. Его зовут сегодня Ведадхарма. Он также является учеником моего коренного Гуру – Махамандалешвара Свами Вишнудевананда Гири. Затем, с 2009 по 2011 год, пройдя обучение основ адвайты, **карма, раджа, бхакти** и **джняна йоги**, в интернациональном адвайта йога-центре Свами Шивананды Сарасвати, – получила дипломы и подтверждения своей квалификации, с целью обучения и распространения этой науки.

Первое духовное имя, которым меня нарекли в адвайта-центре – **Лакшми** (Богиня благословения, изобилия, процветания, богатства, удачи и счастья).

С 2012 года, встретив русскоязычного Великого Мастера Гуру Вишнудевананда Гири – стала Его ученицей. Получила карма-саньясу и наречение новым именем – Накшатрамала (гирлянда из звёзд). Духовные имена – это вступление в новую, сакральную жизнь Духа. Это глобальное изменение позиции и видения мироздания. Это утверждение божественного образа жизни.

Углубляя с каждым годом осознание себя, познавая Учение и раскрывая могучий потенциал, заложенный в каждом из нас Непостижимой Природой, благодаря Гуру и учителям – монахам, в моей жизни произошли глубокие внутренние изменения. Приобретая опыт на Пути, желание поделиться с большим количеством людей своими открытиями всё возрастало. Эти книги – результат многолетнего труда, размышлений, анализа и медитаций. Завершая одну страницу духовной школы, переходишь к следующей, и так в бесконечность… С благословений Гуруджи, были написаны и вышли в свет книги – *«По следам силы»*, *«По следам Великой Любви и Преданности»*. К изданию готовится также и новый цикл книг по **джняна** и **лайя йоге**.

Да прибудет с нами милость Гуру!

Накшатрамала

Сертификат

Свидетельство благословения о принадлежности
к парампаре Шивапрабхакары Сиддхайогина
Авадхуты Брахмананды Махараджа

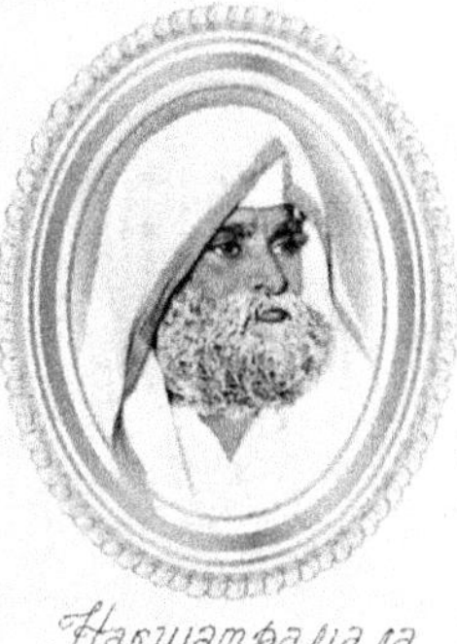

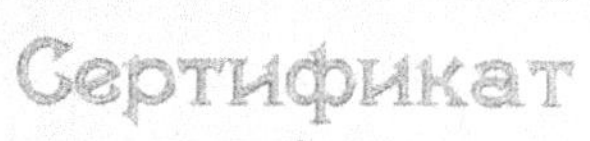

Шротрия Брахмаништха Анант Шри Вибхушит Махамандалешвар Пари
Дашанам Джуна Акхары Свами Вишнудевананда Гири Джи Махарадж

Основатель «Прабхакарасиддха Парамахамса Адвайта
Сиддхашрам Траст» Джанардан Наир

Шри Шри 1008 Шри Паривраджакачарья Ачарья Махамандалешвар Пари
Дашанам Джуна Акхары Свамиджи Ананда Лила Гири

Господин Кайтура Сундара Пандиан
президент «Всемирного исследовательского центра Сиддхов»

Секретарь «Международной Ассоциации учеников, преданных и
последователей Шивапрабхакара Сиддхайогиавадхуты Свами
Брахмананды» Свамини Сатья Теджаси Гири

Дата **20. 03. 2015** г.

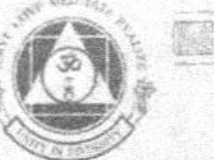

YOGA VEDANTA FOREST ACADEMY

THE INTERNATIONAL
SIVANANDA YOGA VEDANTA CENTRE

HEADQUARTERS
SIVANANDA ASHRAM YOGA CAMP
8TH AVE., VAL MORIN, QUEBEC J0T 2R0, CANADA
FOUNDER: SWAMI VISHNUDEVANANDA

Whereas by the Grace of God, the title

YOGA BHASKARA

has been awarded to

Natalia Bashina

Lakshmi

as the result of the steadfast pursuit of
YOGIC TECHNIQUES
May the recipient continue to be worthy
of this title through the continued growth
and development of spiritual practices.

Issued at *Woodbourne, New York*
on this **21st** day of **September** in the year **2017**

Member,
Executive Board

Member,
Executive Board

Diploma No. **4416**

YOGA VEDANTA FOREST ACADEMY

THE INTERNATIONAL
SIVANANDA YOGA VEDANTA CENTRE

HEADQUARTERS
SIVANANDA ASHRAM YOGA CAMP
8TH AVE., VAL MORIN, QUEBEC J0T 2R0, CANADA
FOUNDER : SWAMI VISHNU-DEVANANDA

Whereas by the Grace of God, the title

YOGA SIROMANI
Teacher of Yoga
has been awarded to

Natalia Bashina
Lakshmi

for training rendered and meritorious
services rendered in the field of
PROPAGATION OF YOGA
We make this award in token of such
recognition with a prayer to the Almighty
to bless the recipient hereof with
health, long life, peace, prosperity
and spiritual enlightenment.

Issued at Woodbourne, NY
on this **8th** day of October in the year 2009

Member,
Executive Board

Executive Board

Diploma No. 24382

YOGA VEDANTA FOREST ACADEMY

THE INTERNATIONAL
SIVANANDA YOGA VEDANTA CENTRE

HEADQUARTERS
SIVANANDA ASHRAM YOGA CAMP
8TH AVE., VAL MORIN, QUEBEC J0T 2R0, CANADA
FOUNDER: SWAMI VISHNU-DEVANANDA

Whereas by the Grace of God, the title

YOGA BHASKARA

has been awarded to

Natalia Bashina Lakshmi

as the result of the steadfast pursuit of
YOGIC TECHNIQUES
May the recipient continue to be worthy
of this title through the continued growth
and development of spiritual practices.

Issued at *Woodbourne, New York*
on this *17* day of *May*
in the year *2014*

Srinivasan
Member,
Executive Board

Swami Swaroopananda
Member,
Executive Board

Diploma No. *3992*

YOGA VEDANTA FOREST ACADEMY

THE INTERNATIONAL
SIVANANDA YOGA VEDANTA CENTRE

HEADQUARTERS
SIVANANDA ASHRAM YOGA CAMP
8TH AVE., VAL MORIN, QUEBEC J0T 2R0, CANADA
FOUNDER : SWAMI VISHNU-DEVANANDA

Whereas by the Grace of God, the title

YOGA ACHARYA
Master of Yoga, M.Y.
has been awarded to

Natalia Bashina (Lakshmi)

as the result of the steadfast pursuit of
YOGIC TECHNIQUES.
May the recipient continue to be worthy
of this title through the continued growth
and development of spiritual practices.

Issued at *Woodbourne, NY*
on this *2* day of *August*
in the year *2010*

Srinivasan
Member,
Executive Board

Swami Swaroopananda
Member,
Executive Board

Diploma No. *3546*